Campagne

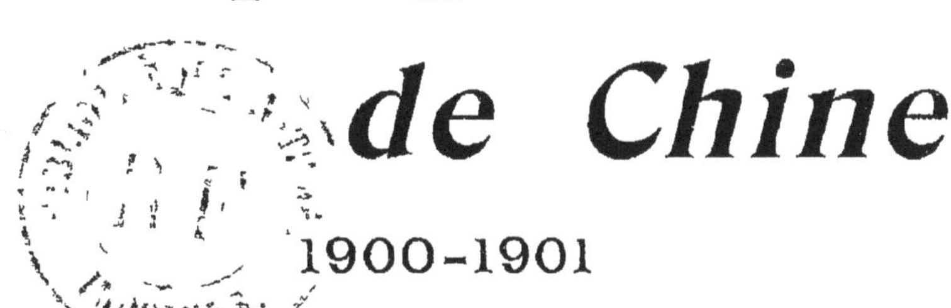

de Chine

1900-1901

SERVICE VÉTÉRINAIRE

DU

CORPS EXPÉDITIONNAIRE FRANÇAIS

ET DANS LES ARMEES ALLIEES

ILLUSTRÉ DE NOMBREUSES GRAVURES

PAR

M. BARASCUD

Chef du Service vétérinaire du Corps expéditionnaire de Chine.

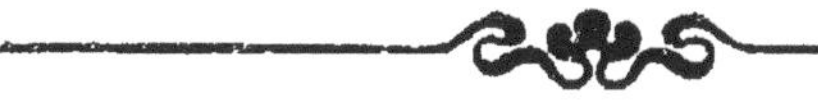

VANNES

LAFOLYE FRÈRES, ÉDITEURS

1903

CAMPAGNE DE CHINE

1900-1901

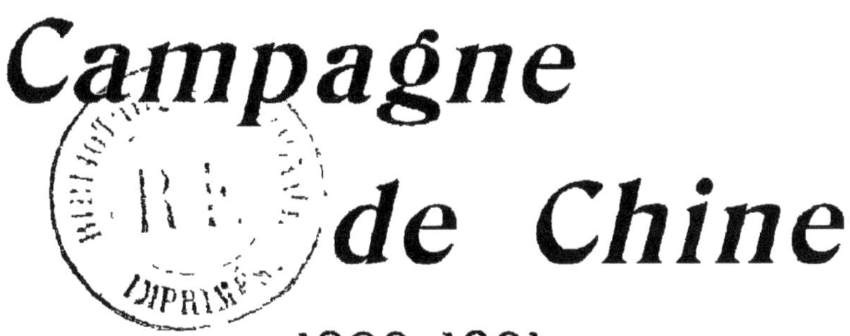

Campagne de Chine

1900-1901

SERVICE VÉTÉRINAIRE

DU

CORPS EXPÉDITIONNAIRE FRANÇAIS

ET DANS LES ARMÉES ALLIÉES

ILLUSTRÉ DE NOMBREUSES GRAVURES

PAR

M. BARASCUD

Chef du Service vétérinaire du Corps expéditionnaire de Chine.

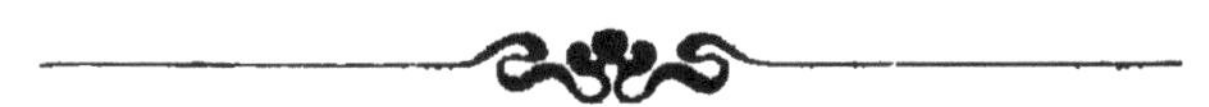

VANNES

IMPRIMERIE LAFOLYE FRÈRES

1903

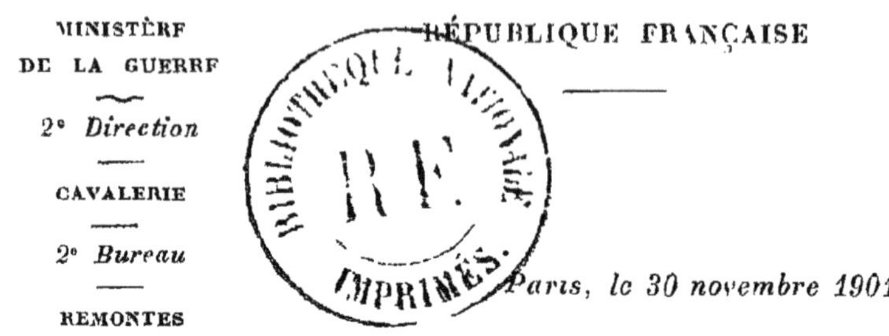

MINISTÈRE
DE LA GUERRE

2e *Direction*

CAVALERIE

2e *Bureau*

REMONTES

RÉPUBLIQUE FRANÇAISE

Paris, le 30 novembre 1901

Témoignage de satisfaction accordé à M. le Vétérinaire principal de 2e classe BARASCUD, du 28e régimt d'Artillerie.

Le MINISTRE de la GUERRE

à M. BARASCUD, *Vétérinaire principal de 2e classe au 28e Régiment d'Artillerie.*

Monsieur le Vétérinaire principal de 2e classe, vous m'avez adressé un travail intitulé *Campagne de Chine*, qui contient la relation des observations, d'ordre varié, que vous avez recueillies, au cours de votre mission, comme Chef du service vétérinaire du corps expéditionnaire.

Je suis heureux de vous témoigner toute ma satisfaction pour cet important travail.

Général ANDRÉ.

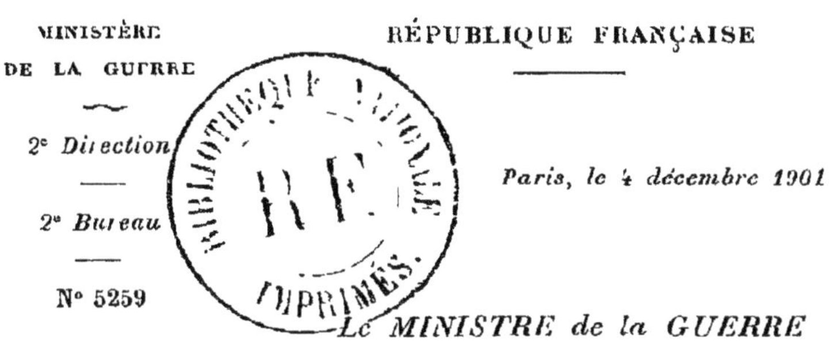

MINISTÈRE
DE LA GUERRE

2e *Direction*

2e *Bureau*

No 5259

RÉPUBLIQUE FRANÇAISE

Paris, le 4 décembre 1901

Le MINISTRE de la GUERRE
à Monsieur le Général Commandant le 11e Corps d'Armée, Nantes.

MON CHER GÉNÉRAL,

Vous m'avez transmis, le 21 Septembre dernier, une relation de M. BARASCUD, Vétérinaire principal de 2e classe au 28e Régiment d'Artillerie, intitulée *Campagne de Chine.*

J'ai décidé qu'un témoignage de satisfaction sera accordé à M. BARASCUD pour cet important travail.

Ci-joint ce témoignage; je vous invite, mon Cher Général, à le faire parvenir à M. le Vétérinaire principal BARASCUD.

Je vous charge en outre de l'informer que les parties de son étude, qui peuvent intéresser utilement les Vétérinaires de l'armée, seront publiées au Recueil des mémoires et observations sur l'hygiène et la médecine vétérinaires militaires.

Pour le Ministre et par son ordre,

LE GÉNÉRAL DIRECTEUR,

Signé : GILLAIN.

Pour copie conforme, notification et exécution,

Vannes, le 6 décembre 1901.

P. O. Le Chef d'Etat-Major,

Signé : CASSAGNADE.

PRÉFACE

Au moment où le monde civilisé a les yeux tournés vers la Chine, nous croyons être utile à nos confrères en publiant ces lignes, surtout aux jeunes qui désireraient plus tard aller en Extrême-Orient car la question chinoise est loin d'être terminée. Bien que la Chine soit parcourue par de nombreuses missions commerciales et industrielles et qu'on escompte son avenir, elle est avant tout un pays agricole ; ses habitants vivent sur place, en famille, des produits du sol. Il ne faut pas oublier que nulle part au monde l'humanité n'est aussi compacte que dans l'Empire du Milieu.

Toutes les terres labourables sont cultivées ; le nombre de gens, qui chaque année meurent d'inanition, est trop grand pour qu'on s'étonne de cette activité agricole ; mais le rendement de la terre est faible en Chine parce que les cultures ne sont pas bien entendues, les engrais mal distribués, les instruments destinés au travail de la terre par trop primitifs, et il en résulte que la nature même des produits agricoles constitue une infériorité. Le millet, le sorgho, le maïs cultivés en trop grande quantité sont loin d'avoir les qualités azotées du blé. Bien qu'il y ait du froment, la sécheresse empêche en grande partie la culture de cette céréale, mais puisqu'à chaque pas en Chine, on rencontre un canal, une rivière, un lac ; pourquoi ne pas faire des saignées très larges pour arroser les plaines ? Pourquoi ne pas améliorer cette race de chevaux chinois si rustiques et qui rendent de si grands services malgré leur mauvaise conformation et leur défaut de taille ? Pourquoi encore par un croisement bien entendu, ne pas augmenter le poids et par conséquent le rendement des espèces bovines, ovines et porcines qui fourmillent dans toute la Chine? Et enfin, pourquoi s'obstiner à ne pas prendre des mesures sanitaires pour combattre les maladies contagieuses telles que la peste bovine, la dysenterie épizootique et la cysticercose qui font de si nombreuses victimes ? Mais les paysans chinois préfèrent aller à la pagode voisine sacrifier à l'idole du dragon noir, afin d'obtenir la pluie ou de conjurer le sort qui a été jeté sur leurs animaux ; et ce qu'il y a de plus surprenant, c'est que les vice-rois, les mandarins, les tao-taïs (1), *dans leur intérêt bien entendu se mêlent à ces superstitions.*

Les Vétérinaires par leurs connaissances scientifiques et agricoles sont tout désignés pour hâter le

(1) Maire d'une ville

développement agricole et apporter les méthodes pasteuriennes pour préserver les animaux.

Les Chinois excellent dans l'art de l'imitation et à force d'ingéniosité et de persévérance on finira de les convaincre dès qu'ils jugeront de l'excellence de nos méthodes qui amélioreraient leur condition.

Qu'on nous permette d'ajouter, en terminant ces lignes, que des confrères distingués, qui ont pris part à l'Expédition de Chine, ont bien voulu nous sacrifier une part de leurs loisirs et nous aider à documenter ce travail. Nous citerons particulièrement notre excellent ami Monod plein de goût et de savoir et le camarade Bourgés, qui lors de notre rapatriement provoqué par une blessure très grave, nous a remplacé comme chef de service à partir du mois d'avril 1901 ; c'est à ces deux savants collègues que nous avons emprunté quelques passages de leur rapport complémentaire. Nous sommes heureux de reconnaître ici cette obligation.

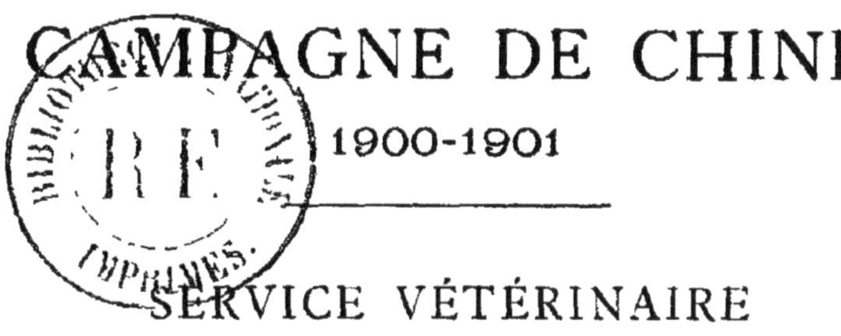

CAMPAGNE DE CHINE

1900-1901

SERVICE VÉTÉRINAIRE

DU CORPS EXPÉDITIONNAIRE FRANÇAIS

ET DES ARMÉES ALLIÉES

I

LE DÉPART POUR LA CHINE

De Paris à Marseille.

Le départ d'un train rapide, le soir, à la gare de Lyon-Méditerranée est un événement des plus curieux à étudier : c'est un va-et-vient continuel de militaires, de marins, d'Anglais, d'Orientaux, en un mot, la réunion de tous ceux qui vont en Italie, en Algérie, en Orient, aux Indes, en Chine.

Aujourd'hui, grâce à la rapidité des moyens de locomotion, il est facile de faire le tour du monde, et ni la Chine, ni les Indes n'ont plus de secrets pour les voyageurs.

Comme une flèche, le train traverse Fontainebleau, la Champagne, la Bourgogne ; il dévore les distances et l'on voudrait aller plus vite encore ; sans même s'en douter on dépasse Dijon, Lyon, Valence, Avignon, et, quand le jour paraît, on est tout étonné d'apercevoir la Méditerranée.

Marseille est une charmante ville ; les yeux sont réjouis par le plus adorable panorama : la Corniche, le Prado, Notre-Dame de la Garde, les Catalans, les belles avenues valent leur réputation. Le mouvement des rues commerçantes du cours de Belzunce et de la Cannebière est extraordinaire ; les hôtels sont excellents. Mais, hélas ! pour la plupart des voyageurs, Marseille est la dernière étape en France ; c'est là qu'on y vient prendre le paquebot conduisant dans les pays lointains, et, quelque courageux que l'on soit contre les émotions de la séparation, c'est avec un cœur oppressé que l'on quitte sa chère patrie.

L'heure du départ arrive, tous les passagers sont sur le pont, on échange les dernières poignées de mains et les phrases qui s'entre-croisent sont souvent interrompues par des larmes essuyées hâtivement.

Enfin à cinq heures du soir, le 12 août, notre paquebot, le Polynésien, des Messageries Maritimes, s'ébranle, il enfile les goulets et le voilà dans la Méditerranée. Le général Voyron, commandant en chef le Corps Expéditionnaire de Chine, et le général Bailloud, commandant la deuxième brigade de la Guerre, sont à bord du bateau avec leurs États-Majors.

Peu à peu Marseille, le château d'If et les côtes de Provence disparaissent, et le soir nous prenons notre premier repas sur le paquebot.

Le lendemain, nous nous réveillons en vue d'Ajaccio et bientôt on fait la traversée du canal de l'Ours, ainsi appelé à cause d'un rocher qui reproduit la forme de cet animal ; à droite la petite ville de Santa-Magdelena. Puis, voici la pleine mer : le ciel est bleu, la mer est bleue, et c'est l'immensité !

Voilà Messine toujours agréable à voir, couronnée qu'elle est par les belles montagnes de Sicile ; nous naviguons ensuite entre les côtes de la Calabre et celles de la Sicile, et, dans le lointain, nous apercevons les montagnes de la Crète.

Arrivé en vue de Port-Saïd, le voyageur éprouve un moment de désagréable surprise, il se trouve en face d'une bande de sable, nue, basse, sans accidents de terrain, sans verdure, qu'on n'aperçoit qu'au moment d'atterrir, et dont la teinte grisâtre se confond avec celle d'une eau jaune, salie par le Nil, et qui contraste désagréablement avec les flots bleus et transparents de la Méditerranée.

C'cst sur le quai principal du port que l'on remarque les constructions les mieux appropriées au climat de Port-Saïd ; elles sont d'un caractère mixte, entre l'Européen et l'Arabe, garanties des pluies hivernales par leur toiture inclinée, et préservées de la trop grande intensité des rayons solaires par leurs balcons et leurs vérandas.

Nous commençons à entrer dans l'Egypte qui doit à sa situation géographique et à la fécondité de son sol le rôle important qu'elle a joué, depuis les temps les plus reculés, dans l'histoire du Monde. Elle est la clef de passage entre l'Occident et l'Orient, et les intérêts du commerce ont tout d'abord, et comme d'instinct, attiré sur elle l'attention des peuples.

Dans le canal maritime, le premier port qu'on remarque est Ismaïla. C'est une ville qui, quoique naissante, a pris, en quelques années, un développement et une importance considérables. D'Ismaïla part le nouveau canal d'eau douce, dit canal Abassièh, creusé il y a quelques années, il apporte en abondance à Port-Saïd et sur tous les points intermédiaires l'eau du Nil. En face de l'hôtel d'Ismaïla, se dessine la gare du chemin du fer qui relie Ismaïla à Port-Saïd, Alexandrie, le Caire et Suez.

Suez, à la sortie du canal, est aujourd'hui une

ville importante par son mouvement commercial et maritime, c'est maintenant l'une des stations les plus importantes de la route qui unit l'Europe à l'Extrême-Orient.

La gare de Suez est située à l'extrémité nord-ouest de la ville ; non loin de là, l'établissement des eaux et le magnifique hôpital construit par le Gouverneur anglais pour les malades et convalescents des troupes de l'Inde et du Transwaal.

La Colonie française a, de son côté, fondé un hôpital civil, parfaitement tenu, et qui rend de très grands services.

La Mer Rouge est ordinairement calme, trop calme même, surtout en août. Pendant que nous la traversons, nous avons risqué plusieurs fois l'asphyxie, et, la nuit, le séjour des cabines étant devenu impossible, nous couchions sur le pont. Malgré cela, nous faisons de l'escrime avec le Général Bailloud qui est infatigable, mais aussi quelle suée ! et cela, pendant toute notre traversée jusqu'en rade de Takou.

On perd rarement la terre de vue pendant cette navigation dans la Mer Rouge, et soit du côté de l'Afrique, soit du côté de l'Asie, on aperçoit presque constamment les sommets des montagnes. Le point le plus culminant est le mont Sinaï. Quatre jours après, nous passions devant l'île de Perim. Vue de près, c'est une terre désolée ; un rocher volcanique, quelques casemates avec d'immenses canons, un drapeau anglais qui flotte au vent : voilà l'île ; aucune herbe, aucune goutte d'eau, aucun animal, un soleil torride, et pour tout paysage quelques tas de charbon.

A la sortie du détroit de Bab-el-Mandeb, nous sentons immédiatement la fraîcheur et nous poussons un ouf ! de satisfaction.

De Suez à Nagasaki.

Le lendemain nous nous réveillons en vue d'Aden dont la ville officielle s'appelle New-Town et qui est bâtie sur une petite éminence qui domine le golfe d'Oman. C'est le pays chaud dans toute sa splendeur avec un ciel d'une limpidité inaltérable et d'un bleu profond ; la chaleur sèche qui brûle les plantes dès qu'elles essayent de pousser varie de 30 à 40 degrés pendant neuf mois et de 20 à 30 pendant les trois autres.

La grande curiosité à Aden, ce sont les fameuses citernes creusées dans le roc pour suppléer à la pénurie de l'eau apportée par un aqueduc. Elles peuvent contenir quarante mille tonnes, mais elles sont souvent à sec et il faut avoir recours à la distillation de l'eau de mer.

Aden n'offre pour ainsi dire pas de ressources : quelques moutons, des poulets étiques et un peu de poisson de mer. Quant aux légumes et aux fruits, on trouve ceux qu'on a apportés d'Alexandrie, mais comme station pour une flotte et comme point de ravitaillement c'est une place précieuse. Sur l'autre rive, en face d'Aden se trouve Djibouti, située sur la baie ou golfe de Tadjoura, dans la partie sud, tandis qu'Obock, aujourd'hui supplantée et délaissée, est au nord adossée à des collines arides. L'aspect de notre nouveau poste est peu riant et le mouillage, car on se tient à plus d'un mille au large, est plus ou moins abrité. La ville est située sur une langue de sable sans autre trace de végétation que les jeunes palmiers, destinés à périr, si ce n'est déjà fait, qui entourent le palais du Gouverneur, bâtisse avec deux sortes de tours sur la façade et qui s'élève près du maigre môle en pierres sèches, formant le port ! Derrière s'étend une place assez vaste, où se trouvent le siège de l'Administration et la poste. A la suite est le village indigène avec ses pauvres cabanes. Au delà le désert. C'est le terminus des caravanes venant du Harrar, riche contrée que l'on commence à exploiter. Puisse le chemin de fer, qui marche déjà sur une longueur de 200 kilomètres environ, en passant sur le pont appelé le

Holl-Holl, et dont le tracé va jusqu'à Harrar, donner un peu de mouvement à ces régions désolées ! (1).

Le trajet d'Aden à Colombo dans l'île Ceylan est le plus long de tout le voyage : près de huit jours sans voir la terre ! Nous avons une mer superbe mais il fait trop chaud.

Le premier coup d'œil sur Colombo est vraiment admirable ; c'est une orgie de végétation : on ne voit que cocotiers, bananiers, bambous, lianes. En fait de nature équatoriale, l'île de Ceylan ne laisse rien à désirer, et, quand on prend le chemin de fer de Colombo à Kandy dont le trajet est de quatre heures, on voit que la végétation a tout envahi ; elle fait d'ailleurs la richesse de l'île et alimente presque exclusivement son commerce : il suffit de nommer le canellier, le cocotier, le caféier, les plantations de thé, les palmiers, le bambou, l'ébénier ; en fait d'arbustes : les rhododendrons, les lianes ; en fait de plantes : le riz, les orchidées, les fougères ; et enfin, en fait de pierres précieuses : l'opale, le rubis, le grenat, le diamant.

Les routes de l'île de Ceylan sont admirablement

(1) La ligne de Djibouti à Addis-Harrar a été terminée le 15 décembre 1902. L'inauguration de la nouvelle voie a eu lieu le 15 février 1903.

entretenues et ressemblent à des allées de parc. A Kandy, qui se trouve à six cents mètres d'altitude environ, on jouit d'une vue spendide.

Un grand phare domine de toute sa hauteur Colombo qui renferme quelques monuments sans intérêt, comme le palais de Justice, l'hôpital et le musée fondés par le gouverneur Gugory, auquel on a élevé une statue.

Comme notre paquebot faisait route pour l'Australie, nous transbordons sur l'Indus, et quelques heures après nous dépassions Pointe-de-Galles pour entrer dans le Golfe du Bengale. Avec une mer peu clémente, les courants qui contrarient notre marche et une chaleur accablante, nous voici dans le détroit de Malacca après avoir dépassé Achem qui forme la tête de la terre de Sumatra et dont nous admirons le magnifique phare.

Nous voyons la terre à tribord et à bâbord, mais quelle température d'étuve ! pas un souffle d'air, et le général Bailloud toujours frais et dispos nous pousse de terribles coupés qui nous forcent tous deux à transpirer beaucoup trop. Dans la Mer Rouge, nous avions éprouvé la quintessence de la chaleur sèche ; ici c'est le nec plus ultra de la chaleur humide. La navigation dans ces parages est vraiment pénible.

Le canal se resserre de plus en plus et plus nous

avançons, plus la chaleur augmente, et la veille de notre entrée à Singapour, nous crûmes que la respiration allait devenir impossible. Quel homme, le général Bailloud ! il ne veut pas s'arrêter.

L'entrée de Singapour est très pittoresque et très riante ; les rives sont couronnées de petites collines boisées, la végétation tropicale est à son apogée, les crevasses des rochers recèlent les cultures d'ananas.

Nous débarquons à quai et tombons entre les mains d'une nuée de cochers de fiacre (appelés dans le pays malabar) et de conducteurs de pousse-pousse qui se disputent nos personnes ; tous ces individus, métis indo-malais, sont presque nus.

La route que nous suivons pendant une demi-heure ressemble à une tranchée entre deux murailles de verdure. Voici enfin la ville. Le premier quartier que nous traversons s'appelle la ville chinoise : ce sont de grands boulevards coupés perpendiculairement par d'autres boulevards et par des canaux d'eau. De chaque côté des rues, une suite de boutiques renfermant autant de produits européens que de produits exotiques. Après, nous sommes dans le quartier Anglais où nous visitons le temple protestant, l'hôtel de la poste et le jardin botanique qui est très éloigné.

En quittant la rade de Singapour, nous étions en

train d'examiner les sites pittoresques des rives lorsqu'un cri sinistre : « Un homme à la mer » se fait entendre.

Arrivés tous, plein d'émotion en arrière du bateau, nous vîmes à cinquante mètres de nous, sur la crête d'une vague, nager un malheureux soldat qui venait de tomber de notre navire.

Tout d'un coup il disparaît, puis un instant après, d'un grand effort, il sort le buste hors de l'eau, mais affreux spectacle ! il a un bras de moins. En ce moment, il élève son unique bras, sa bouche s'ouvre et jette dans un appel désespéré, ces mots : « Mon lieutenant, à moi ! Près de lui flotte une bouée jetée à propos par un camarade de sang-froid. Il va l'atteindre, nous reprenons courage, nous sommes tout haletants. Hélas ! un grand et horrible cri résonne de nouveau, puis la mer se creuse et tout disparaît. Le requin, qui lui avait enlevé d'abord un bras, venait de le reprendre par une jambe et l'entraînait au fond de la mer. L'embarcation du bord venait d'être mise à la mer, et les larmes aux yeux nous suivions la marche du canot. Après deux heures de vaines recherches, le paquebot reprit sa marche, et le silence religieux qui régnait à bord trahissait l'angoisse de tous. Pauvre petit troupier de France ! que de pleurs vas-tu faire verser dans ta malheureuse famille !

La traversée entre Singapour et Saïgon est assez courte, et le Golfe de Siam nous fut assez propice. A l'entrée de la rivière de Saïgon, au pied du cap Saint-Jacques dont les jolis cottages sont bâtis en amphithéâtre, Monsieur Doumer, Gouverneur de l'Indo-Chine, accoste l'Indus sur une chaloupe à vapeur et monte à notre bord. Après la réception officielle, nous entrons dans le Donaï qui est une masse d'eau superbe ; ce bras du Mékong peut supporter les bateaux du plus fort tonnage. La rivière, très large à son embouchure, traverse des forêts de palétuviers qui sont d'un aspect monotone.

La montée du fleuve dure environ quatre heures et ne s'accomplit pas sans une certaine difficulté tant les tournants sont nombreux et courts. De loin on voit la ville et la vue en est jolie.

Saïgon est maintenant une grande et magnifique ville avec des rues et des avenues très larges éclairées à la lumière électrique, comme d'ailleurs toutes les villes que nous traversons. L'établissement de la Sainte-Enfance, le théâtre, l'hôtel des postes, le jardin botanique, le collège des Missions-Étrangères, l'hôpital militaire, la cathédrale, les casernes d'artillerie et d'infanterie coloniales et surtout le Palais du Gouverneur qui est une magnifique bâtisse avec son parc, méritent une

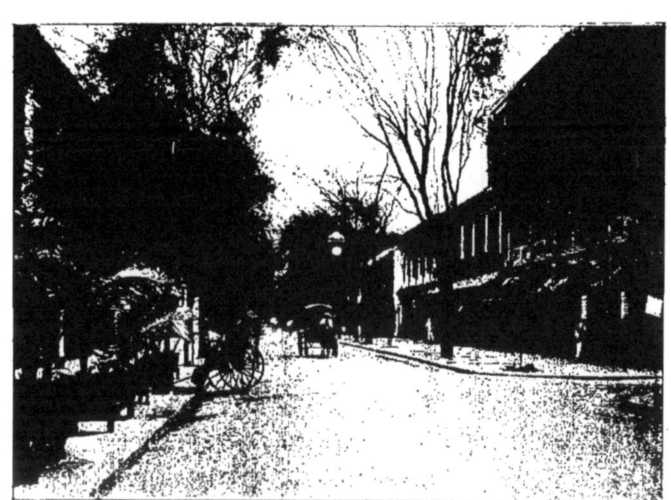

La rue Catinat à Saïgon.

visite. Ne pas oublier de voir Cholon, la ville chinoise qui se trouve à 5 kilomètres de Saïgon, un tramway à vapeur vous y conduit.

Après deux jours passés dans la ville, l'appareillage a lieu et la fanfare de l'infanterie nous souhaite bon voyage en jouant l'hymne national et plusieurs morceaux de son répertoire. Pour tourner, nous remontons un peu le fleuve et nous passons devant le Vauban, le Duguay-Trouin, un vieux débris de la flotte avec sa toiture de chaume et enfin devant la Triomphante, le vieux stationnaire de Saïgon, un vétéran de la flotte de Courbet, à l'ancre ici pour y mourir. Pauvre vieux navire! quinze ans plus tôt, il sortait lui aussi fièrement de ce port pour aller écraser la flotte de ces mêmes Chinois que nous allons combattre.

Nous revoyons le cap Saint-Jacques et la haute mer s'ouvre devant nous avec un ciel pur et bleu mais aussi avec une chaleur lourde, étouffante, sans un atome de brise.

Trois jours après nous arrivons à Hong-Kong qui est encore bien loin de Pékin, mais enfin c'est déjà la Chine. Pour descendre à terre, nous nous installons dans une de ces barques chinoises appelées sampans, sur laquelle et de laquelle vit toute une famille chinoise.

Hong-Kong, dont le climat est très chaud pen-

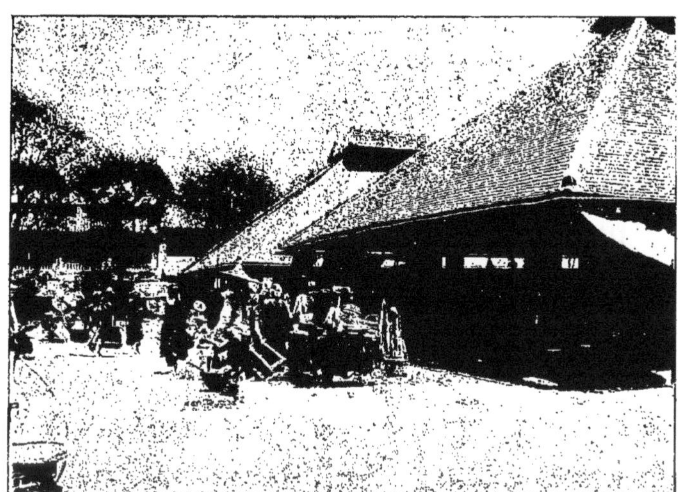

Un coin du marché à Saïgon.

dant l'été qui commence dès avril, a bien changé d'aspect. Au lieu d'une montagne dénudée, aride, rocheuse, on voit maintenant une ville de palais. Les rues, les quais, les promenades ont été improvisées, et une population nombreuse et cosmopolite est venue s'abattre sur ce point au détriment de Macao qui est située en face, sur la rivière de Canton, d'une façon plus commode et jouissant de plus d'un climat très sain.

La rade de Hong-Kong est superbe avec un mouvement inouï ; c'est le rendez-vous de tous les bateaux du monde entier ; la mer y est belle avec des côtes élevées, agrestes et pittoresques. Un grand boulevard part du quai et monte jusqu'au sommet de la montagne (800 mètres environ d'altitude) au moyen d'un petit chemin de fer funiculaire. De là on jouit d'une belle vue et l'on aperçoit également la mer de l'autre côté de l'île. Le commerce de la ville est entre les mains des Anglais et des Allemands et un seul Français, Monsieur Marty, y tient une factorerie.

N'allez pas manger à Hong-Kong Hôtel, car le dîner anglais est non seulement mauvais et interminable mais encore il coûte très cher.

Nous allions partir lorsque brusquement un nuage blanchâtre apparaît à l'horizon, monte, grandit, s'élève, envahit tout le ciel en un clin d'œil. Tout-à-coup le canon tonne : il annonce un typhon ; une sorte d'obscurité se produit sous cette masse nuageuse grisâtre, striée de traînées cuivrées. Deuxième coup de canon : le typhon arrive et presque aussitôt le vent se déchaîne en rafales effroyables, brisant, couchant, emportant tout sur son passage. Troisième coup de canon : le typhon est arrivé, et brutalement, la mer se creuse, s'échevèle, mugit, devient formidable. Les malheureux sampans qui n'ont pu fuir à temps se débattent désespérément contre les éléments, mais plusieurs sont précipités au fond de la mer et quelques cadavres viennent se briser contre les flancs de notre navire.

Le lendemain, une accalmie s'étant produite, nous appareillons, mais à la hauteur du Canal de Formose, un vent impétueux se déchaîne de nouveau et notre bateau entre en lutte contre la mer furieuse. Toutes les ouvertures fermées, le pont soigneusement dégagé de tout obstacle, le navire brave alors la mer qui le couvre, le bat, déferle avec rage contre ses parois ; enfin, grâce à sa solidité, il sort victorieux de ce terrible conflit sans avoir subi aucune avaric.

A notre sortie du détroit la mer est calme et nous croisons d'innombrables flottilles de jonques de pêche, leurs voiles en jonc tressé, largement ouvertes au vent ; nous naviguons bientôt dans des eaux sales, jaunâtres, boueuses ; cela nous annonce le fleuve, le Yang-Tsé dont nous ne distinguons pas les deux rives car notre paquebot ne peut franchir la barre à cause de son tonnage ; il mouille à Wousong. Le lendemain matin, à notre réveil, une chaloupe vient nous chercher et nous nous engageons dans le Woongpoo, rivière qui débouche dans l'estuaire du fleuve Bleu.

Deux heures après nous arrivons à Shanghaï après avoir croisé une foule de navires de guerre parmi lesquels nous reconnaissons l'Amiral-Charner et le Pascal.

Shanghaï est bien moins pittoresque que Hong-Kong ; située sur le bord d'un fleuve à rives plates, elle n'a point d'horizon. La ville est divisée en trois quartiers appelés concessions : le premier est celui de France ; l'Angleterre vient ensuite ; l'Amérique termine et est séparée de ses voisines par un canal sur lequel on a jeté un pont. En arrière des concessions se trouve la ville chinoise.

A noter plusieurs beaux établissements : l'hôtel du Consulat Général, les Messageries Maritimes, les établissements religieux dans la concession française. Dans la concession anglaise, les habitations des grandes maisons de commerce ressemblent à des palais somptueux. Du côté américain on rencontre surtout des tavernes et des débits de gin.

C'est à Shanghaï que l'on peut acheter la plus belle soie de toute la Chine.

En sortant de Shanghaï, nous nous dirigeâmes vers le Japon et deux jours après nous étions à Nagasaki dont la rade, complètement entourée de collines très hautes avec une végétation admirable, est encore plus pittoresque que celle de Hong-Kong ; le décor en est presque féerique.

La position géographique de Nagasaki, les facilités croissantes que présente son port, en font, tant pour l'arrivée à quai des navires du plus fort tonnage que pour la manutention des marchandises, un centre propice comme entrepôt pour la Corée et le nord de la Chine.

De Nagasaki à Tien-Tsin.

Deux jours après, après avoir transbordé de nouveau sur le transport de l'Etat la Nive, nous remontâmes vers le nord-ouest en traversant la mer Jaune. Le troisième jour nous saluâmes la pointe de Chantoung, et Veï-Haï-Veï, qui nous rappelle une victoire japonaise, nous apparut dans sa ceinture de collines vertes, garnies de forts et de canons et qui est un point stratégique des plus importants pour les Anglais ; il contrebalance celui de Port-Arthur placé en face et de l'autre côté de la mer, dans le Golfe du Petchili.

Le quatrième jour nous fûmes dans la rade de

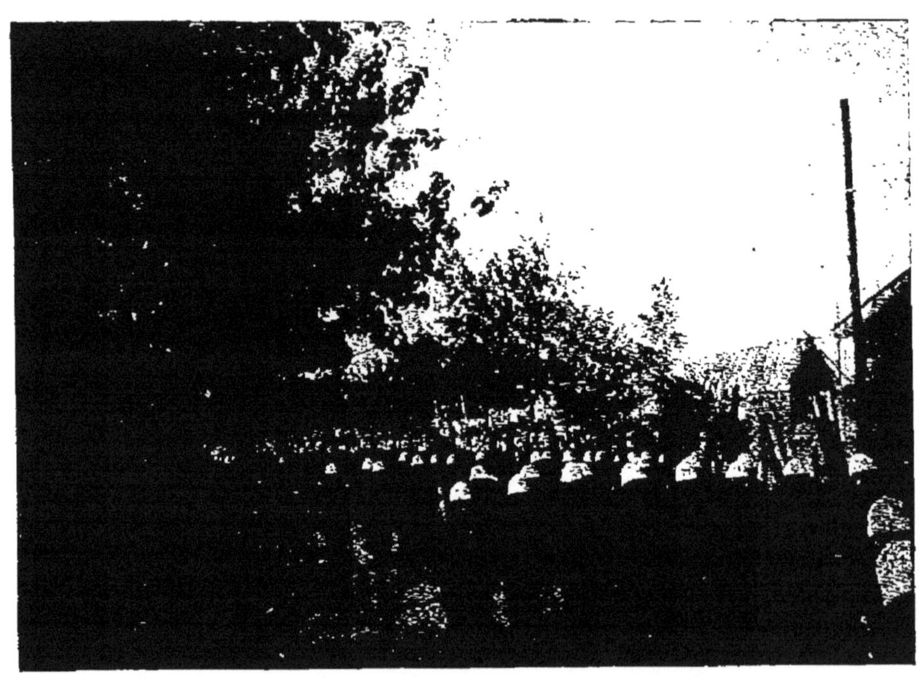

Arrivée des troupes françaises à Tien-Tsin.

Takou. Et ce fut une surprise générale : autour de nous un vaste cercle d'eau sans la moindre terre de vue. Partout l'horizon borné par une mer jaunâtre, limoneuse. Devant nous, grossissant d'instant en instant, apparaît une forêt de mâts militaires. Ce sont les navires de guerre de toutes les Puissances alliées dont les couleurs vives et variées des pavillons nationaux égaient cette rade désolée et maussade. Les Français sont groupés à l'extrême gauche. Nous avons là, pour représen-

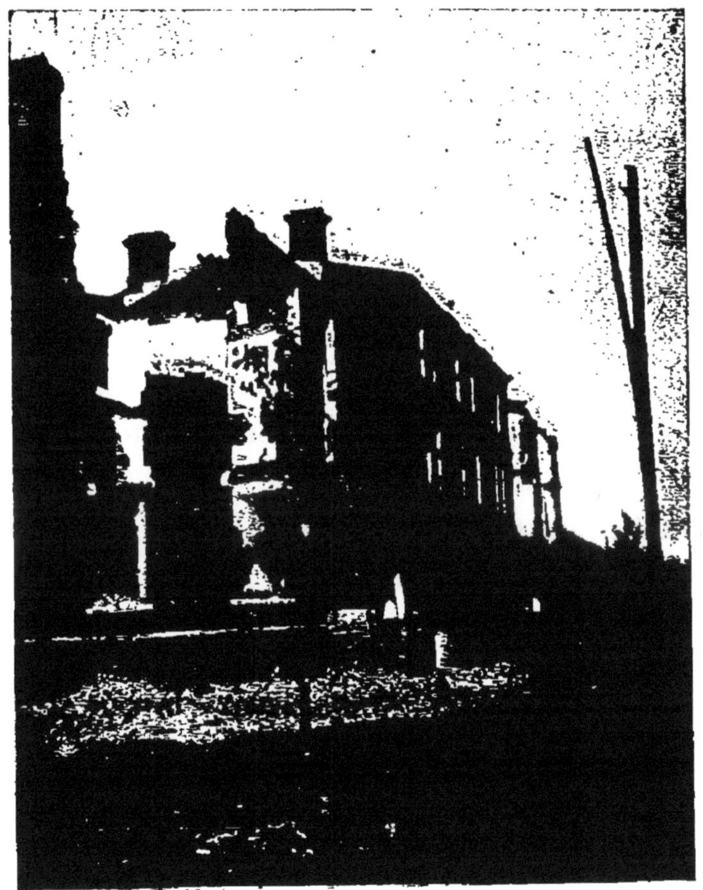

Ruines de la concession française à Tien-Tsin.

ter notre chère patrie, cinq croiseurs : *Descartes*, d'*Entrecasteaux*, *Jean-Bart*, *Guichen*, *Bugeaud*, deux transports : *Nive* sur laquelle nous étions, et

Vinh-Long ; et enfin, près du petit aviso *Bengali*, la canonnière *Lion* qui a rejoint l'escadre après avoir pris une part glorieuse au bombardement et à la prise des forts de Takou.

Près des Français sont les Russes, puis, de la gauche à la droite, les Allemands, les Anglais, les Américains, les Italiens, les Autrichiens et, en arrière de la ligne, les navires japonais de guerre et de commerce.

Nous transbordâmes à deux heures de l'après-midi sur le *Bengali* et nous franchissons, après avoir parcouru 14 milles, la barre du Pei-Ho ; les forts de Takou sont déjà derrière nous et nous voici en pleine rivière.

Quel triste spectacle ! Le Pei-Ho serpente entre deux rives plates et désolées. A midi nous débarquâmes à Tong-Kou.

Hélas ! Pékin est pris ! en mettant le pied sur la terre chinoise nous ne sommes guère plus qu'un corps d'occupation. Heureusement que tous les Boxers ne sont pas tués et il reste encore des lauriers à cueillir, surtout au sud de Pékin.

Le même jour, à quatre heures du soir, nous montons en chemin de fer et nous arrivons à Tien-Tsin à sept heures du soir. Mais quelle désolation ! la ville est complètement démolie par les obus, surtout la concession française, et ses ruines

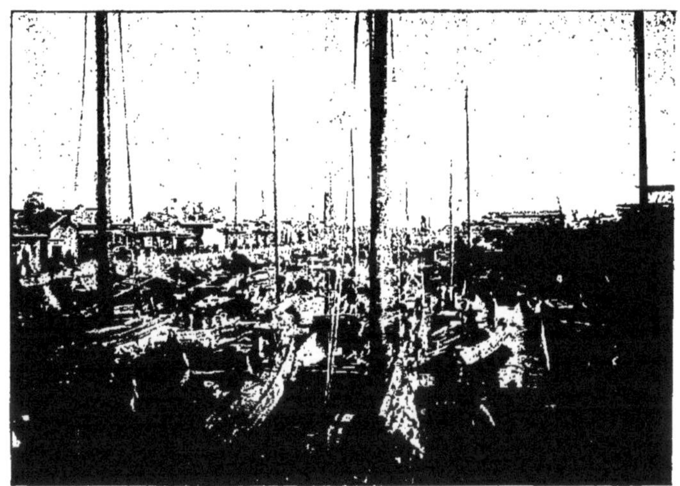

Le Pei-Ho et jonques chinoises.

donnent l'impression que le combat entre les alliés et les Chinois a été terrible en cet endroit.

Faire une description un peu détaillée de Tien-Tsin est inutile ; nous ne voyons rien que nous n'ayons déjà vu, et nous aurions peur de donner des nausées si nous insistions sur les immondices qui empoisonnent, la ville chinoise située près de là. Disons cependant que le Consulat de France, qui est un beau monument, se trouve dans une position assez agréable au bord du Pei-Ho, mais l'eau de ce fleuve est sale, jaunâtre, boueuse et, de plus, couverte de jonques misérables et dégoûtantes qui, cependant, vont bientôt nous rendre de grands services pendant la durée de l'Expédition pour faire les convois en vivres et en munitions, en attendant que le chemin de fer qui ne marche encore que jusqu'à Yang-Tsoum, localité qui se trouve à 35 kilomètres au nord-ouest de Tien-Tsin, soit refait jusqu'à Pékin.

D'une manière générale, la ville de Tien-Tsin, avec ses autres consulats européens, n'offre aucun intérêt artistique ; il y a beaucoup de jolis monuments construits, tous en briques et échelonnés le long du fleuve, mais aucun n'est digne d'être cité. Quant à l'enceinte fortifiée en terre qui entoure la ville du côté opposé au fleuve, elle est appelée à disparaître bientôt.

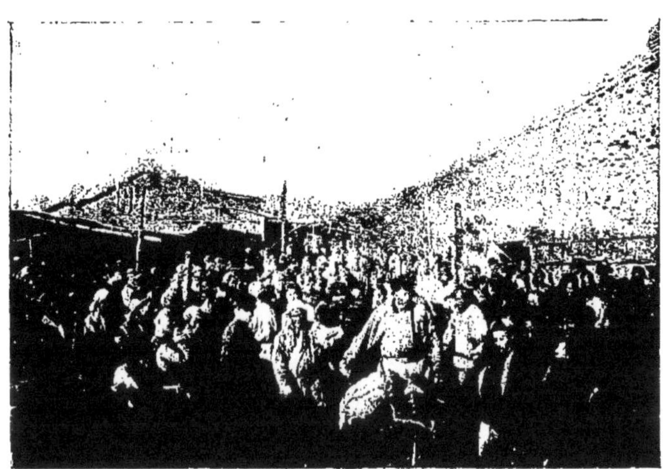

Une rue de la cité chinoise près de Tien-Tsin.

II

ORGANISATION DU SERVICE VÉTÉRINAIRE

AU DÉBUT DE L'EXPÉDITION

Ayant été nommé au dernier moment chef du service vétérinaire du Corps Expéditionnaire de Chine, nous ne pûmes dès le début organiser en France notre service ; c'est à bord du Polynésien, le 16 août, que nous commençâmes à proposer, au Général en chef, les mesures qui devaient assurer le service de la ferrure ainsi que le service vétérinaire.

Nous résumons la lettre de Monsieur le Général en chef envoyée de Port-Saïd, le 17 août 1900, au sujet du personnel et du matériel nécessaire pour le ferrage des animaux du Corps Expéditionnaire.

A. — *Dépêche du 9 courant fixant la composition en chevaux et mulets.*

Animaux du Corps Expéditionnaire.

1° Animaux amenés de France et d'Algérie par unités constituées : Cavalerie, 370 chevaux arabes ;

Artillerie de la Guerre, 900 mulets ; Artillerie de la Marine, 750 mulets ; Génie, 100 mulets.

Total, *2120* animaux.

2° Animaux devant, aux termes de la dépêche ministérielle précitée, être envoyés de France en Extême-Orient : *1500*.

3° Chevaux achetés en Corée : *350*.

Total général : *4000 animaux environ*.

Ferrures.

Demande par lettre du 4 août 1900 d'une réserve de 4 ferrures par animal confectionnées pour animaux venant de France et d'Algérie, et en fer en barres pour ceux achetés en Etrême-Orient :

1° 16.000 ferrures de réserve confectionnées, pourvues de mortaises d'attente pour crampons ; 6.400 kilos de clous blancs assortis ; 300.000 crampons à glace ; 1500 clefs modèle A ; 150 clefs modèle B.

2° Pour chevaux achetés en Corée, un approvisionnement de 6.000 kilos de fer en barre avec clous et crampons à glace correspondants, ainsi que le matériel nécessaire pour percer sur place les mortaises d'attente.

B. — *Personnel des maréchaux-ferrants.*

Le service de l'Artillerie aura à assurer le ferrage de tous les animaux du Corps Expéditionnaire, à l'exception de ceux de la Cavalerie et du Génie, soit de 3.530 animaux environ.

Le personnel dont elle dispose est de 14 brigadiers et 34 aides. Le complément indispensable serait de 24 maréchaux dont 1/3 de brigadiers et 2/3 d'aides.

C. — *Voitures-forges.*

Une augmentation de 6 voitures.

D. — *Personnel du Service Vétérinaire.*

Le nombre de Vétérinaires est de 11, savoir : 1 vétérinaire principal chef de service, 2 aux batteries de la Guerre, 3 aux batteries de la Marine, 1 aux Compagnies du Train, 1 à la Direction des Etapes, 2 à la Cavalerie et 1 détaché à la Remonte.

Le chef du service Vétérinaire propose d'augmenter le nombre et de le porter à 15 par l'adjonction de : 1 vétérinaire adjoint au chef de service, 1 pour la Section de Parc et 2 pour les Compagnies du Train qui auront un gros effectif de mulets.

E.—*Matériel du Service Vétérinaire et médicaments.*

Doter les 5 régiments d'Infanterie (Guerre et Marine) de la caisse de médicaments prévue par la note ministérielle du 27 mai 1898 (Guerre) et d'envoyer comme disponibles 3 cantines au moins d'ambulance vétérinaire et demande de médicaments nécessaires pour six mois environ.

DEMANDES DE MÉDICAMENTS

1° Médicaments à envoyer d'urgence et par prochain affrété.

Acide phénique cristallisé.	5	kilos.
Alcool à 95°	10	»
Perchlorure de fer liquide.	3	»
Iodoforme pulvérisé.	5	»
Permanganate de potasse.	5	»
Alun cristallisé	100	»
Savon blanc.	5	»
Vaseline blonde.	10	»
Onguent vésicatoire.	10	»
Toile de coton.	30	mètres.
Bandes roulées en toile de 3^m, sur 0^m, 06. . .	50	»
Ouate de tourbe en nappe (paquet de 0^k, 250).	100	»
Ruban de fil.	10	»
Cantine d'ambulance vétérinaire complète. . .	3	»
Caisse de médicaments pour infanterie. . . .	5	»

2° Médicaments et matériel à envoyer de France le 1er décembre 1900 et devant constituer la réserve.

Acide phénique cristallisé.	20 kilos.
Alcool rectifié à 95°.	50 »
Alcoolé d'extrait d'opium.	5 »
— d'iode.	15 »
Ammoniaque liquide.	20 »
Caustique à l'azotate d'argent fondu (pierre infernale).	1 »
Perchlorure de fer liquide.	20 »
Iodoforme pulvérisé.	12 »
Permanganate de potasse.	20 »
Alun cristallisé.	1000 »
Savon blanc.	10 »
Vaseline blonde.	40 »
Sulfate de soude.	1000 »
Liqueur de Villate.	25 »
Poudre de Knopp.	25 »
Onguent vésicatoire.	50 »
Acide borique cristallisé.	30 »
Papier bulle (main).	30 »
Bande roulée en toile de 3m sur 0,06.	500 »
Toile de coton.	100 mètres.
Ouate de tourbe en nappe, (paquet de 0k,250).	500 »
Sinapisme liquide Savary (flacon).	100 »
Moutarde Rigollot (boîte).	500 »
Ruban de fil.	50 kilos
Epingles (paquet de 100).	50 »
Fil à coudre (bobine).	50 »
Malléine diluée (flacon pour 40 animaux). . .	40 »
Sérum antitétanique (flacon).	200 »

Seringue stérilisable de 10^{s} (modèle du Dr Roux).	10	
Licol à breuvage.	10	le tout renfermé dans 10 sacs et chaque sac renfermant une collection.
Seau en zinc.	10	
Lanterne de voiture avec bougies.	10	
Appareil à sinapisme.	10	
Vaporisateur avec tube mou en caoutchouc.	10	
Jeu d'entraves avec lacs, plate-longe et	10	
cache-tête.	10	
Cautère en pointes.	20	
— en raies.	20	

Toutes nos demandes furent accordées.

Nous inspirant ensuite de la ligne de conduite de notre ancien chef de service du Corps Expéditionnaire de Madagascar, nous adressâmes deux circulaires : 1re une lettre circulaire et instructions particulières sur le fonctionnement du service ; 2° une instruction spéciale sur l'hygiène des animaux.

1° Lettre circulaire et instructions particulières sur le fonctionnement du service.

CORPS EXPÉDITIONNAIRE DE CHINE

ETAT-MAJOR

SERVICE VÉTÉRINAIRE

OBJET :

Lettre circulaire et instructions particulières sur le fonctionnement du service.

Tien-Tsin, le 21 septembre 1900.

Le Vétérinaire principal de 2e classe BARASCUD, *chef du service vétérinaire, à Monsieur le Vétérinaire* (grade et nom).

MONSIEUR LE VÉTÉRINAIRE,

J'ai l'honneur de vous prier de vouloir bien vous conformer aux Instructions suivantes dont la réalisation donnera une homogénéité nécessaire à la manière de servir des vétérinaires du Corps Expéditionnaire.

Les observations et les statistiques que vous fournirez sont d'une grande importance au point de vue de l'acclimatement des animaux en Chine.

Elles doivent être faites avec exactitude.

Il convient d'étudier de près les animaux des origines diverses et de préciser les rapports de causalité entre les races et les maladies observées, afin de déterminer le degré de résistance des différentes provenances.

J'appelle spécialement votre attention sur les maladies contagieuses et infectieuses dont vous surveillerez les cas naissants ; et je vous invite à ne pas hésiter dans le jugement que vous aurez à porter, dans le sens de l'abatage, lorsqu'un cas de morve, de lymphangite ou d'une affection virulente susceptible de devenir épidémique se présentera. Vous appliquerez avec rigueur les mesures prophylactiques réglementaires de façon à éteindre sur place les foyers de contagion (se conformer à l'instruction Mlle du 29 janvier 1893 sur l'emploi de la malléine).

Votre responsabilité ne sera dégagée qu'à cette condition.

Le service vétérinaire des Étapes fera table rase des jetages de nature équivoque, de glandage suspect, de pousses de lymphangite etc. Cette mesure radicale sera de la plus grande importance au moment du groupement des animaux dont l'origine, pour la plupart, nous est inconnue :

Dans l'exécution de votre service, je vous invite à étendre votre sphère d'action en dehors de l'unité à laquelle vous serez attaché, à visiter journellement les corps de troupe du voisinage (régiments d'infanterie de la Guerre et de la Marine etc), à rechercher même les animaux isolés susceptibles d'échapper en partie à la surveillance des gradés.

Pour assurer le succès de l'Expédition, il faut que les animaux vivent. Nous devons donc apporter le concours le plus actif et le plus dévoué à cette grande œuvre en prodiguant notre zèle et notre science

Instructions particulières.

1° Vous fournirez après votre arrivée en rade de Takou, au Directeur du Service Vétérinaire, un rapport sommaire, visé par le commandant d'armes du bateau, sur l'état sanitaire des animaux pendant la traversée (effectif en chevaux et en mulets — pertes dans ces deux catégories — provenance et origine des mortalités — les conditions d'hygiène des animaux et la morbidité à bord).

2° Vous passerez des revues de santé tous les deux jours pendant la première quinzaine qui suivra votre arrivée ou votre prise de service. Ces revues sanitaires seront restreintes à deux par semaine, si après cette quinzaine les constatations n'ont donné lieu à aucun cas spécifique.

3° Vous enverrez au Directeur du Service, un rapport dit de quinzaine, conforme au modèle n° XXI du décret du 14 mars 1896 (service vétérinaire en campagne). Ce rapport sera établi les 1er et 15 de chaque mois jusqu'à la fin de l'Expédition.

4° Pour réapprovisionner vos cantines d'ambulance, vous pourrez établir des demandes *mensuelles* de médicaments adressées au Directeur du Service Vétérinaire, en vous conformant à la nomenclature annexée à la présente lettre circulaire.

5° Vous fournirez un rapport journalier au commandement.

Si la création d'un dépôt d'animaux malades avait lieu, vous vous conformerez aux ordres supérieurs pour l'évacuation de vos malades en vous inspirant des articles 16 et suivants du Service Vétérinaire en campagne (14 mars 1896).

Vu et approuvé :
Le chef d'Etat-major.
Signé : SUCILLON.

BARASCUD.

Suit une nomenclature des objets et médicaments à demander selon les besoins. Nous ne la reproduisons pas, puisque nous l'avons déjà donnée aux pages 37, 38 et 39.

2° *Circulaire au sujet de l'Instruction Générale sur l'hygiène des animaux.*

Cette instruction a fait l'objet de la circulaire n° 6 signée par le Général en chef.

Le changement de zône climatique peut déterminer sur les animaux des altérations profondes de la santé. Comme l'alimentation jouera le premier rôle dans l'hygiène, les chefs d'unités ou de détachements ne sauraient apporter trop de vigilance dans l'exacte répartition des denrées fourragères.

En principe, les animaux feront deux repas par jour : le premier, le matin avant ou après le travail (si le départ a lieu de très bonne heure on distribuera trois ou quatre jointées de grains) ; le deuxième, le soir. Ce dernier doit compter les deux tiers de la quantité de grains.

L'abreuvoir précédera toujours les repas.

Pour le pansage, le bouchon seul suffira.

On veillera à la ferrure, spécialement à la ferrure à glace. Si les crampons mobiles venaient à faire défaut, élever de forts crampons fixes en acier (un en pince et deux en éponges).

Les blessures du harnachement les plus graves sont celles qu'on observe sur les animaux de bât ; elles sont occasionnées par un mauvais arrimage et une inégale répartition de la charge ou par une surcharge excédant le poids réglementaire.

Tous les gradés devront donc veiller à l'exécution régulière du boute-charge. Si la nécessité impose l'augmentation notable de la charge d'un mulet, c'est l'officier de peloton ou de section qui désignera, à cet effet, les plus vigoureux.

Les mesures à prendre pour éviter ces blessures consistent après avoir débâté ou dessellé, dans le massage et les frictions avec les mains humides des régions correspondant à l'emplacement du bât ou de la selle, puis à replacer la couverture sur le dos jusqu'à ce que les régions soient sèches.

Les premiers soins à donner doivent se borner à l'application, à l'aide d'un surfaix, d'une éponge imbibée d'eau salée ou d'eau vinaigrée, sur les bosses et excoriations superficielles qui se montrent après l'enlèvement du bât.

Dans chaque groupe, chaque unité, les vétérinaires chargés d'assurer le service devront passer de fréquentes revues de santé. Ils se feront présenter les animaux nouvellement arrivés, ainsi que chaque cheval ou mulet faisant mutation. Ils rendront compte au Commandement et au chef du service vétérinaire des mesures spéciales qu'ils croiront devoir prendre dans certains cas particuliers.

La surveillance sanitaire des parcs à bestiaux et l'examen des viandes abattues incomberont aux vétérinaires qui ne devront pas oublier que la fièvre aphteuse, la péripneumonie contagieuse, la peste bovine sont fréquentes en Extrême-Orient et que le tissu musculaire recèle souvent en Chine les cysticerques pathogéniques du ténia inerme de l'homme.

Tien-Tsin le 21 septembre 1900

Le Général commandant en chef le Corps Expéditionnaire,

Signé : VOYRON

Morve et Peste Bovine

Dès notre arrivée à Tien-Tsin, la morve et la peste bovine existaient déjà. De Tien-Tsin, nous nous rendons presque tous les jours à Tong-Kou pour surveiller l'état sanitaire des animaux qui débarquent et nous plaçons, à poste fixe, dans cette dernière localité, un vétérinaire qui est chargé d'examiner attentivement les animaux au fur et à mesure de leur arrivée de la rade de Takou.

Le 24 septembre nous adressons au chef d'état-major le rapport suivant :

Au sujet d'une épizootie de morve et de peste bovine.

MON COLONEL,

J'ai l'honneur de vous rendre compte qu'une épizootie de morve d'une nature excessivement contagieuse sévit actuellement parmi les chevaux venant de Saïgon et destinés à la remonte du Corps Expéditionnaire.

De même, la peste bovine règne sur les troupeaux des trois parcs de la Place de Tien-Tsin.

Aujourd'hui, j'ai fait abattre, en présence du Vétérinaire attaché au service de la remonte, 18 chevaux qui présentaient toutes les lésions caractéristiques de la morve. Auparavant, un avait été abattu le 19 septembre et deux étaient morts le 22 pour la même affection. Vingt-quatre chevaux provenant également de Cochinchine sont isolés au parc d'Artillerie comme suspects.

Quant à la peste bovine, 12 animaux sont morts hier de cette maladie et 14 autres sont sur le point de succomber.

En conséquence, pour arrêter la marche de ces deux épizooties qui pourraient devenir très graves, j'ai l'honneur, mon Colonel, de vous proposer les mesures suivantes :

Ces mesures font l'objet de la circulaire ci-dessous adressée par le Général en chef à toutes les unités du Corps Expéditionnaire :

Tien-Tsin, le 28 septembre 1900

CIRCULAIRE n° 19

PRÉCAUTIONS A PRENDRE CONTRE LA MORVE ET LA PESTE BOVINE

Des cas de morve et de peste bovine ayant été constatés à Tien-Tsin parmi les chevaux et bestiaux, les mesures suivantes seront prises par les soins de tous les Corps, Services ou Isolés détenteurs d'animaux.

Pour la morve.

1° Les écuries, où étaient logés et isolés les chevaux atteints de morve, seront désinfectées ainsi que les brosses à cheval, les étrilles et les musettes de pansage ayant servi à ces animaux.

2° On incinérera les éponges et les moyens d'attache des chevaux provenant de Cochinchine.

3° On supprimera l'éponge pour tous les chevaux et mulets du Corps Expéditionnaire ; le pansage se fera avec le bouchon seul.

4° Il est défendu d'occuper les locaux des chevaux abattus, après désinfection, pendant 20 jours au moins.

5° Il sera faite une visite journalière très sérieuse

de tous les animaux de la remonte et surtout des chevaux logés au parc d'artillerie qui n'ont cependant pas présenté jusqu'ici de symptôme de morve mais qui sont néanmoins très suspects, à cause des contacts très nombreux qu'ils ont eus avec les malades.

La malléinisation sera pratiquée sur tous les animaux provenant de Saïgon.

6° M. le vétérinaire en second Birou a reçu la mission de se rendre à Tong-Kou pour y examiner minutieusement tous les animaux qui doivent être dirigés sur Tien-Tsin. Les chevaux douteux et tous ceux qui arriveront ultérieurement de Cochinchine y seront mis en observation.

Un certain nombre de conducteurs indigènes avec cadres seront envoyées à Tong-Kou pour les soins à donner à ces animaux.

Tout animal présentant le moindre symptôme de morve sera immédiatement abattu.

Pour la peste Bovine.

1° On fera abattre immédiatement tout animal présentant les symptômes suivants : tristesse, tête dans le flanc et moindre trace de diarrhée.

2° Un peu de fourrage vert sera distribué aux animaux des trois parcs existants et l'on évitera autant que possible de leur faire boire de l'eau du Peï-Ho. Au cas, où on se trouverait dans l'obligation d'abreuver les animaux avec cette eau, les matières organiques en seraient préalablement précipitées avec l'alun.

3° On retirera, pendant deux jours, les animaux des parcs actuels qui seront désinfectés par l'incinération. Les bœufs seront parqués pendant l'opération de la désinfection dans le quartier brûlé situé au nord-ouest de la concession française.

Le Général commandant en chef le Corps Expéditionnaire,

Signé : VOYRON.

Le 25 septembre nous adressons un nouveau rapport dans lequel nous faisons ressortir que parmi les 24 chevaux isolés au parc d'artillerie et de provenance de Cochinchine nous en avons fait abattre deux ; à l'autopsie nous avons rencontré des lésions morveuses très accentuées. Tous les jours nous passons la visite de ces chevaux qui auraient dû être malléinés et visités par un vétérinaire avant d'être embarqués pour la Chine.

Pour la peste bovine nous faisons remarquer qu'ils est difficile de l'arrêter car les bœufs arrivent malades dans les parcs.

Comme les animaux continuent à mourir, nous demandons d'une manière très urgente : 1° que le Service Administratif commence les mesures préventives ainsi que la désinfection indiquées dans la circulaire n° 19 et qu'il fasse visiter les bœufs par le vétérinaire chargé du service de la boucherie avant leur entrée dans les parcs ; 2° de télégraphier au docteur Yersin à Nha-Thrang en Annam pour qu'il envoie immédiatement du sérum antipesteux pour 2000 animaux avec seringues spéciales pour pratiquer les injections.

Le 3 octobre à la suite d'une visite sanitaire passée la veille à Tong-Kou et de l'arrivée des chevaux Coréens, nous adressons le rapport suivant :

Tien-Tsin le 3 octobre 1900

Colonel SUCILLON, chef d'Etat-Major

Rapport n° 13 — Au sujet de la visite sanitaire passée à Tong-Kou.

MON COLONEL,

J'ai l'honneur de vous rendre compte que hier, 2 octobre, je me suis rendu à Tong-Kou pour visiter les animaux et prendre d'urgence les mesures nécessaires pour enrayer la morve et la peste bovine.

A cet effet, j'ai examiné :

1° 194 chevaux coréens nouvellement débarqués, tous en mauvais état, méchants et dangereux pour l'homme ; comme ils sont très petits et couverts de blessures, ils seront difficilement utilisables. Parmi eux, j'ai reconnu un cas de morve très nettement caractérisé (l'animal a été abattu). J'ai donné l'ordre au vétérinaire, chargé du service sanitaire, de faire abattre immédiatement ceux qui présenteraient le moindre symptôme de morve.

Par mesure de prudence, je vous propose, mon Colonel, de faire isoler les chevaux coréens à Tong-Kou, de leur faire subir l'épreuve de la malléine pour les ranger en catégories et de ne dériger sur Tien-Tsin que ceux qui n'auront accusé aucune réaction thermique ou organique, (le vétérinaire a été prévenu dans ce sens).

2° Chevaux Annamites au nombre de 45.

A l'examen des chevaux annamites arrivant de Cochinchine au nombre de 45, 15 présentaient les signes caractéristiques de la morve; deux ont été abattus devant moi et l'autopsie a révélé de nombreux tubercules dans les poumons. Sur les 30 autres qui montraient des symptômes inquiétants tels que jetages de mauvaise nature et ulcérations larvées de la pituitaire, j'ai fait abattre le moins atteint et déjà des tubercules translucides existaient dans les poumons. En conséquence, j'ai donné de nouveau l'ordre de faire abattre les 42 autres animaux, dont les cadavres seront tous transportés en jonques et jetés en rade de Takou.

3° Parc à bœufs. — (750 animaux.)

La superficie de ce lieu est insuffisante. Animaux et installation sont dans un état lamentable; aussi la mortalité, par jour, est-elle de 16 en moyenne. Le parc serait très bien installé à 2 kilomètres de l'extrémité de la concession française en amont du fleuve; il existe en cet endroit de l'herbe de bonne qualité (j'ai montré au vétérinaire l'emplacement de ce parc).

En raison du grand nombre de bœufs et de l'éloignement du nouveau parc, je vous demande, mon

Colonel, de faire donner au vétérinaire de Tong-Kou 40 coolies et 3 Européens dont un gradé pour la surveillance de ces bœufs dont le nombre augmente tous les jours.

J'ai trouvé également 20 autres bœufs isolés à une cinquantaine de mètres du parc ; ils sont tous très maigres et atteints de peste bovine ; comme ils ont été refusés au fournisseur, j'ai fait prévenir celui-ci que, s'ils ne sont pas évacués aujourd'hui, ils seraient tous abattus à cause du danger pour l'hygiène publique. »

Le même jour, nous envoyons aux vétérinaires présents à Tien-Tsin la lettre ci-dessus qui auparavant avait été inscrite au rapport de la Place.

MONSIEUR LE VÉTÉRINAIRE,

OBJET : Au sujet des mesures d'hygiène à surveiller relativement à l'enfouissement des animaux morts.

« Conformément à la note « inscrite au rapport du 2 octobre 1900, j'ai l'honneur de « vous inviter à surveiller les « mesures d'hygiène relativement à l'enfouissement « des animaux morts.

« Pour l'exécution des mesures à prendre à l'égard « des animaux morts, il importe que chaque service « (artillerie, service administratif, infanterie, génie « etc), assure à l'aide de ses propres moyens l'enfouissement des animaux morts et leur incinération à « la chaux vive.

« L'emplacement de la fosse se trouve situé à

« l'ouest et à 2 kilomètres environ de la concession « française, près de l'arsenal chinois.

« Vous me rendrez compte, tous les deux jours, « des mesures prises. »

INSPECTION DES LIGNES D'ÉTAPES

A partir du 20 octobre, accompagné seulement de notre ordonnance, nous nous mettons en route pour visiter les lignes d'étapes et organiser notre service.

1° Entre Tong-Kou et Pékin, 2° entre Pékin et Tcheng-Ting-Fou, 3° entre Pao-Ting-Fou et Tien-Tsin.

De Tong-Kou à Pékin.

Le service vétérinaire étant déjà assuré depuis Tong-Kou à Tien-Tsin, nous nous transportâmes à Yang-Tsoum qui est constitué par un gros village presque détruit par l'incendie et nous y plaçâmes un vétérinaire, ainsi qu'un autre à Houang-Tchouang qui, en même temps, fait le service de Lao-Mou-Tien ; ces deux petits villages situés sur le Peï-Ho sont distants, le premier de 2 kilomètres et le second de 4 kilomètres de Yang-Tsoum.

Nous visitâmes ensuite les gîtes d'étapes de Ti-pao-Djouan, de Muang-Tsuen, de Ma-ka-Tchouang

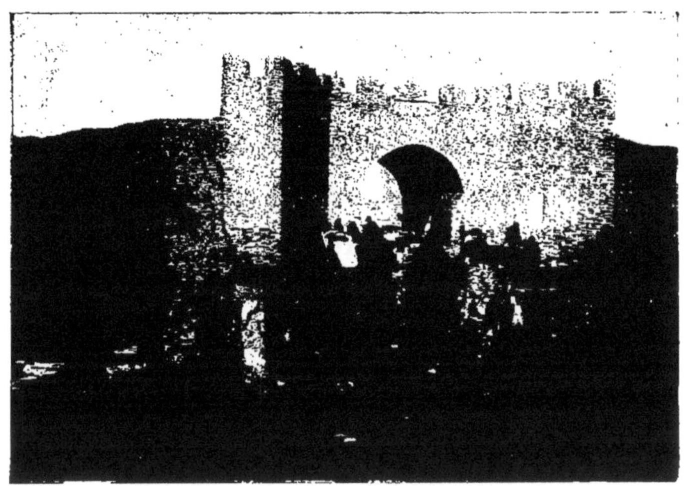

Porte de Yang-Tsoum conduisant à la route de Pékin.

et le 28 octobre nous arrivâmes à Toung-Tcheou qui est une grande ville mais qui a été complètement détruite par les Boxers et les armées alliées ; il n'en existe plus que les deux enceintes fortifiées.

Toung-Tcheou, par un juste retour des choses, reste une deuxième fois un lieu tristement célèbre ; la première fois, en 1860, par la trahison des Chinois qui occasionnait la mort de beaucoup de soldats français et actuellement par le massacre de milliers de Boxers et de Chinois pris les armes à la main.

Pendant ce trajet, nous eûmes constamment un paysage des plus tristes ; nous ne vîmes que des terrains desséchés, poussiéreux, couverts de récoltes rachitiques ; des eaux bourbeuses et puantes renfermant souvent des cadavres de Chinois, des villages misérables et en ruine ; des Chinois en haillons fuyant à notre approche ; quant aux bords du Peï-Ho que nous suivons presque constamment, ils sont toujours d'une laideur repoussante.

Comme Toung-Tcheou est le terme de la navigation du Peï-Ho et le centre de ravitaillement de Pékin par l'intermédiaire d'un canal qui va jusqu'à Pékin, nous y plaçâmes un vétérinaire chargé de soigner les nombreux animaux qui font le ser-

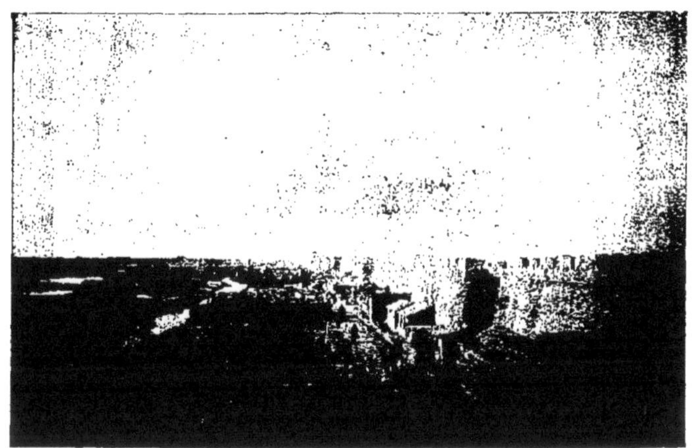

Enceinte fortifiée à Toung-Tchéou.

vice des convois, car dès le début le canal était à sec. C'est grâce à l'initiative et à l'intelligence d'un sous-lieutenant de l'Infanterie de Marine que le canal fut, par la suite, rendu à la navigation et put ainsi, au moyen de jonques, servir à faire la plus grande partie du ravitaillement destiné aux troupes qui occupaient la capitale de la Chine.

En quittant Toung-Tcheou, nous suivons le canal jusqu'au pont de Palikao, autre nom célèbre par la victoire que remporta le Général français Commandant le premier Corps Expéditionnaire.

Après avoir franchi ce pont, nous tournons à droite et nous suivons devant nous une route un peu plus pittoresque ; de grands cyprès abritant les sépultures presque toutes violées des riches Pékinois, la vue des montagnes dans le lointain nous montrent le pays sous un aspect plus riant, sans présenter cependant rien d'enchanteur. Et puis ces longues files de convois des armées alliées et les nombreux chameaux qui marchent à la queue leu leu soulèvent continuellement des nuages de poussière, qui par le vent, sont de véritables tourbillons jaunes qui vous enveloppent complètement. Nous nous rappelons avoir été pris par une de ces tempêtes de poussière qui fut si forte qu'en un instant une nuit jaune survint ; toute la poussière ambiante s'était abattue sur nous.

Le 22 octobre nous entrâmes dans Pékin et nous disons de suite qu'il est difficile de voir quelque chose de plus grandiose et de plus largement construit que la première enceinte de Pékin. C'est un

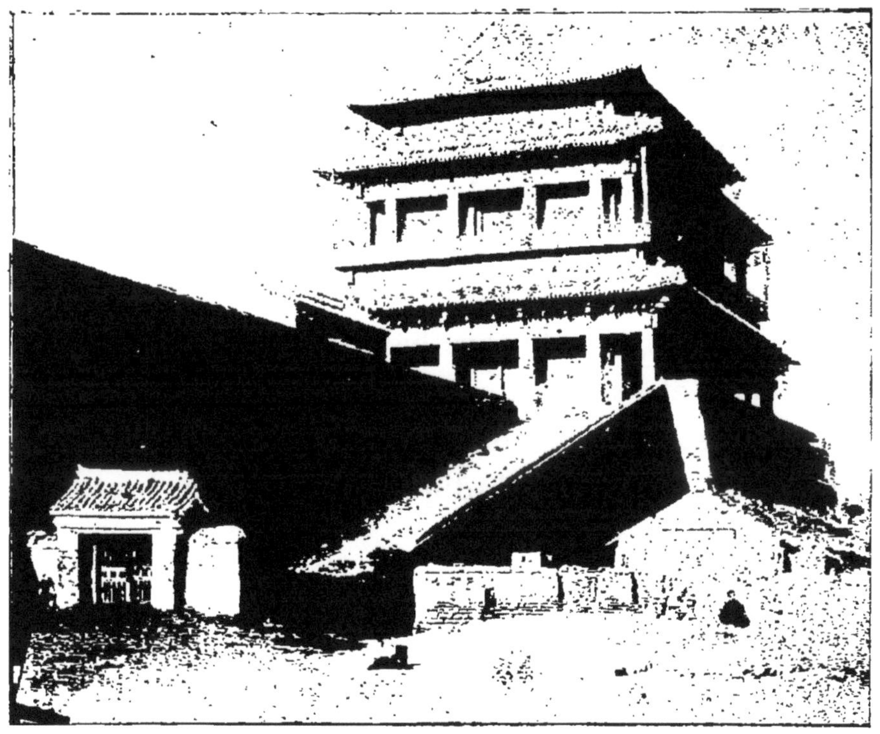

Porte de Ha-Ta-Men à Pékin (effet de neige).

mur d'une élévation extraordinaire, crénelé, et d'une régularité parfaite. Çà et là, au-dessus des portes principalement, s'élèvent des forteresses à trois ou quatre étages, surmontées d'un toit en tuiles vernissées ; on dirait de la porcelaine verte qui scintille au soleil. Les portes, qui sont gigantesques, sont en bronze. La deuxième enceinte est pareille à la première.

Notre rôle ici n'est pas de décrire Pékin et, bien que l'on ne puisse pas dire que ce soit une ville superbe, nous ne mentons pas cependant en disant que tout y est étrange, original. Une chose tout d'abord vous frappe à Pékin : c'est l'immensité de la ville ; on sent que c'est la capitale d'un vaste Empire et que ses fondateurs étaient puissants.

La capitale de la Chine est divisée en deux villes distinctes : la ville tartare habitée par les troupes françaises et les fonctionnaires contient le Palais Impérial et tous les édifices publics ; la ville chinoise habitée par les indigènes concentre toutes les affaires commerciales.

Les principales rues sont très larges avec une chaussée élevée et ravinée au milieu et ce sont généralement de véritables cloaques dont la poussière, les trous, les ordures, la puanteur et les détritus de toutes sortes vous enlèvent toute illusion. De tous les fléaux de Pékin, la poussière est le plus à craindre et il est impossible de l'éviter.

On dirait que les Chinois n'ont pas de sens olfactifs ; ils ne s'aperçoivent pas des mauvaises odeurs qui les entourent, et le sentiment de la pudeur est si peu connu chez eux que les closets sont en pleine rue.

Les distances sont tellement grandes à Pékin qu'il est impossible de voyager à pied et la meilleure manière de circuler est d'aller à cheval en soulevant derrière soi des tourbillons de poussière.

Disons rapidement que les temples et les lamaseries, dont Pékin et ses environs sont remplis, ont l'inconvénient de se rassembler ; c'est toujours la même série de grandes salles, décorées d'énormes colonnes de bois dur surchargées de peinture et meublées d'idoles le plus souvent grotesques.

Il y a beaucoup d'arcs de triomphe à Pékin, mais ce ne sont que quatre poteaux de bois peints en rouge cramoisi et surmontés d'un toit assez coquet en tuiles jaunes vernissées.

Palais Impériaux.

Ce qu'il y a de plus curieux à visiter, ce sont les palais impériaux qui n'ont jamais été décrits puisqu'il était défendu auparavant d'y entrer ; aujourd'hui encore il n'est pas facile de pénétrer dans ces lieux. L'autorisation des plus hautes autorités est nécessaire pour forcer la consigne des Américains et des Japonais qui gardent sévèrement les portes.

Muni du précieux laisser-passer, nous franchissons la porte sud, celle qui donne accès à la partie centrale, la porte du méridien, exclusivement réservée à l'usage de l'Empereur, car les ministres eux-mêmes qui se rendaient au Palais pour leurs visites officielles ne pouvaient pénétrer que par la porte de l'ouest.

Le chemin qui conduit aux différents pavillons est formé de dalles de marbre blanc où sont sculptés d'immenses dragons.

C'est au deuxième pavillon que sont reçus les ambassadeurs. Au fond de la salle de réception se trouve un trône splendide auquel on accède par quatre marches et nous avons eu l'audace de le profaner en nous asseyant dessus.

Le troisième pavillon du milieu est celui où sont reçus les nouveaux docteurs ; le quatrième, celui où se font les cérémonies du mariage de l'Empereur; le cinquième est celui où le Fils du ciel fait les sacrifices. C'est le plus somptueux. Il est rempli d'idoles de très grands prix et d'ex-voto de toutes sortes. Près des statues, de grandeur naturelle et vêtues avec une richesse et une magnificence extraordinaires, sont déposés dans des plateaux, d'or les mets et les gâteaux servant pour leur nourriture et qui doivent être renouvelés tous les jours, mais, depuis la fuite de la cour, ce sont

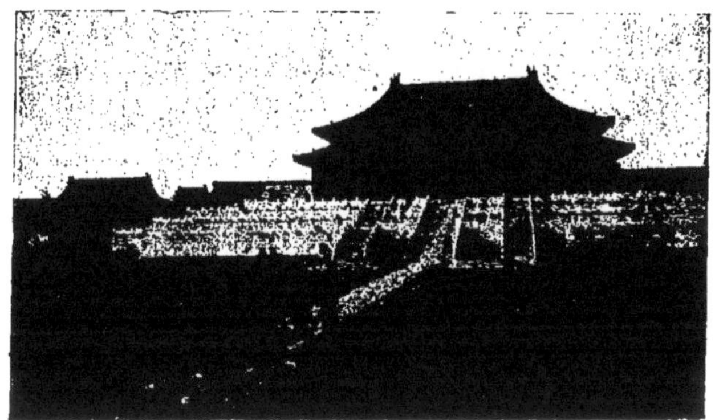

Entrée du Palais Impérial par la porte sud.

toujours les mêmes aliments qui y séjournent et les bouddhas ne s'en portent pas plus mal.

Ces pavillons avec les cours ou les jardins qui les entourent ont sans conteste un certain caractère de grandeur, mais leur vétusté et aussi leur uniformité diminuent singulièrement l'enthousiasme.

Sauf le cinquième, ces pavillons sont tristement dénudés. Les troupes alliées ont pris leur part de ces richesses, mais les plus pillards sont encore les eunuques qui gardent les palais et se consolent du départ du maître en les démeublant. Cela s'en va par paquets au-dessus des murs de la ville interdite, car le palais impérial est entouré de deux enceintes très larges.

Nous avons pu visiter également les appartements privés de l'Empereur et ceux de l'Impératrice douairière, ce qui en temps ordinaire vaut la mort immédiate.

Là tout a été respecté, aussi la splendeur de ce palais entièrement sculpté et bondé de richesses est-elle incomparable. Dans un grand salon se trouvent les trônes de l'Empereur et de l'Impératrice, ce dernier situé un peu plus bas que le premier. Il est en outre dissimulé par un pin artificiel des branches duquel tombent dans un scintillement féerique des fils d'or chargés de perles fines.

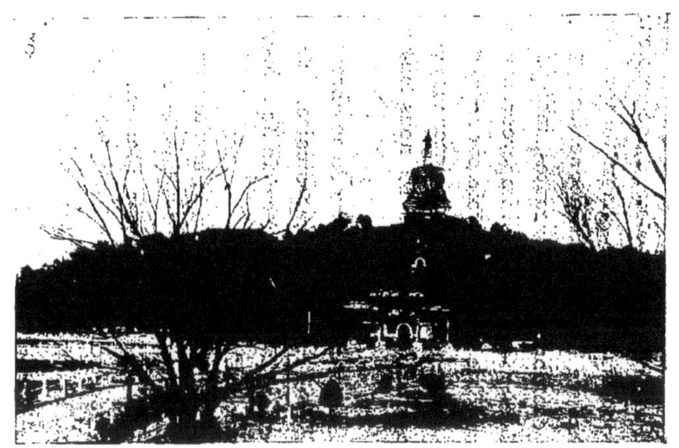

Le pont de marbre et le Pétang.

La salle à manger, la chambre à coucher et le cabinet de toilette de l'Impératrice sont également remarquables.

Dans la chambre à coucher de l'Empereur est un lit d'une richesse inouïe et d'une ampleur suffisante pour six personnes. La petite porte secrète, qui se trouve à côté et qui donne sur une suite de petites chambres fort élégantes, indique les demeures des concubines de l'Empereur, mais il nous est impossible d'en apercevoir, car celles qui n'ont pas été emmenées occupent maintenant des appartements que les eunuques ne nous laissent pas visiter.

Il y a dans ce palais, outre de nombreuses pendules d'une richesse extraordinaire, une grande horloge dont la clepsydre à eau indique les heures, les demies et les quarts.

Le maréchal de Waldersée habite dans un palais situé dans un des lacs, à l'ouest et en dehors de la cité interdite. C'était l'Impératrice qui y habitait et ce palais contenait des richesses extraordinaires. Plus au sud, se trouve le palais où l'Empereur aimait à se rendre ; c'est par un pont-levis qu'on aborde dans cette île.

C'est le long des lacs qu'a été construit le petit chemin de fer à l'usage de la cour. Il relie le Man-Haï au Pe-Haï, passant à côté du superbe pont de

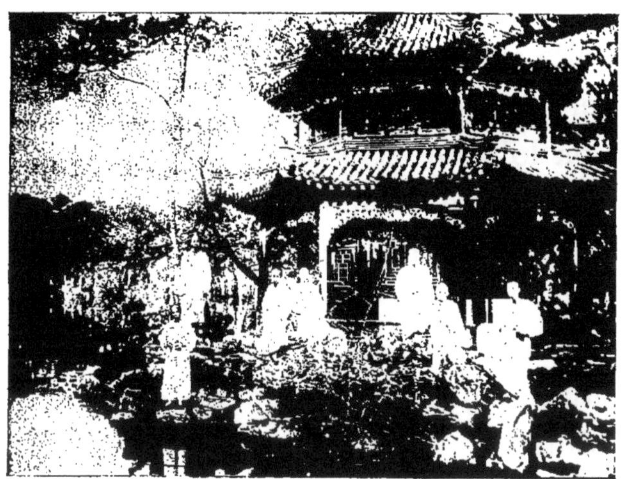

Intérieur du jardin de Li-Hung-Chang.

marbre qui se trouve au nord du Tchoung-Haï, vers l'île des Jades, et va à l'extrémité de la ville impériale réservée. Tous les wagons dont l'intérieur était très riche ont été complètement dévalisés.

L'ancien Pétang est entièrement conservé. C'est là qu'abite le général Voyron. L'église qui est fort belle a été délaissée sur l'ordre de l'Impératrice et sert de théâtre à la Cour ; la nouvelle, qui se trouve non loin de là, a été construite par Monseigneur Favier, c'est dans cette église qu'a été chanté le *Te Deum* pour célébrer la délivrance des Légations.

Le général Voyron habite une partie du vieux Pétang, l'autre a été transformé en un hôpital admirablement aménagé et où sont soignés nos soldats.

Au nord de la ville interdite se trouve la montagne de Charbon, du sommet de laquelle on embrasse la vue d'une partie de la ville et de l'intérieur du Palais impérial ; presque au pied de la montagne se trouve le Palais des Ancêtres qui renferme les cercueils de l'Empereur et de l'Impératrice.

Les Palais Ly, du Ciel et de l'Agriculture n'offrent plus d'intérêt par ce qu'ils sont maintenant complètement dévalisés. Nous visitâmes l'observatoire construit par les Chinois sous la direction des Jésuites, mais les instruments scientifiques, qui étaient dignes d'admiration, manquaient en grande partie, ainsi que les palais des vers à soie et des dix mille bouddhas qui sont situés sur le lac au nord du pont de marbre. Malheureusement, lors de notre passage, les mille fleurs aquatiques, dont est couvert ce lac pendant l'été, n'existaient plus, mais nous vîmes avec horreur des cadavres de Boxers qui exhalaient une odeur repoussante.

Quant aux maisons de Pékin, dont beaucoup ont été pillées et détruites par les projectiles et l'incendie, elles ne sont composées que d'un rez-de-chaussée, mais leurs façades sur la rue sont faites de bois sculpté et doré. L'épaisseur de ces ornements est considérable et les découpures sont fouillées avec une délicatesse toute chinoise, surtout les boutiques des marchands de thé et des pharmaciens.

Quant au Palais d'Eté moderne, situé à 15 kilomètres au nord-ouest de Pékin, c'est une féerie. Une route pavée de dalles y conduit. Les palais sont étagés sur le flanc d'une montagne tournée vers le nord, surplombant un lac immense où sur de petits îlots se groupent des bosquets et des pavillons avec une harmonie qui rend le site enchanteur. Le corps principal du palais est bâti en amphithéâtre sur le versant de la montagne ; il est à quatre étages munis chacun de superbes terrasses. On y monte par un escalier en pierre de quatre mètres de large. Arrivé à la terrasse supérieure par des centaines de marches, on voit un bouddha énorme, en cuivre doré, qui domine tout le Palais. De là, on a une vue admirable qui permet de voir Pékin lorsque le ciel est clair. Sur le lac se trouve le fameux bateau de marbre, ouvrage d'une perfection remarquable avec ses roues également en marbre ; il est sculpté et orné de dragons.

Le Palais d'Eté est gardé par les Italiens et les Anglais qui laissent entrer et visiter à volonté car il n'y a plus rien à prendre. Tout a été pillé, brisé, lacéré avec un vandalisme révoltant. Il n'y a plus rien dans les appartements de l'Empereur et de l'Impératrice et on foule partout des débris.

A trois kilomètres plus loin se trouve l'ancien Palais d'Eté.

Un petit lac tout entouré de galeries en marbre, parsemé d'îlots au milieu desquels se dressent des pavillons les plus coquets ; un grand escalier en porcelaine montant jusqu'au sommet de la colline de Ouan-Tcho-Chan et deux petits temples en porcelaine, voilà ce qui subsiste comme seuls débris des merveilles accumulées dans ce palais et dans le parc qui l'entoure.

Après avoir visité tous les animaux des troupes

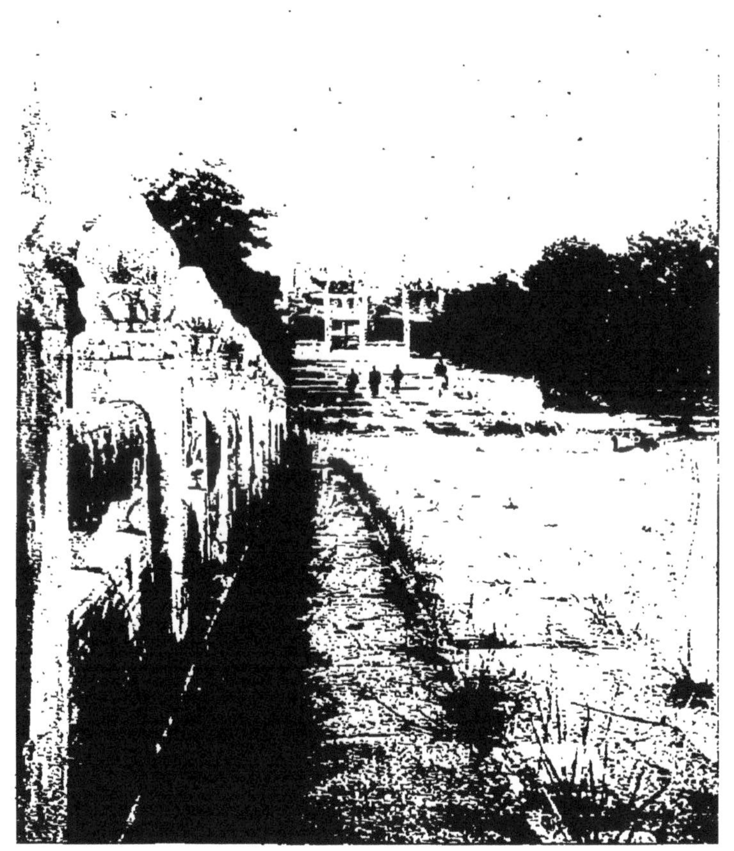

Route dallée en marbre conduisant aux tombeaux impériaux.

de l'Artillerie et de l'Infanterie de Marine, du Train des Équipages, des convois, le parc à bestiaux installé dans le Palais Ly et plus de 400 chameaux, nous y installâmes deux vétérinaires en plus pour aider Monsieur le Vétérinaire Monod qui s'y trouvait déjà et qui faisait partie du premier corps expéditionnaire, il avait d'ailleurs pris part à la prise de Pékin et assisté à la délivrance des Légations étrangères.

De Pékin à Pao-Ting-Fou.

Le 6 novembre, nous quittâmes la capitale des Célestes pour visiter la seconde ligne d'étapes qui venait d'être créée entre Pékin et Pao-Ting-Fou.

Après avoir inspecté les gîtes d'étapes de Lou-Keou-Kiao où sur le Houn-Ho on passe sur un beau pont, de Liang-Hiang, nous nous dirigions sur Liou-Li-Ho, lorsqu'à dix kilomètres avant d'arriver à ce dernier poste nous nous égarâmes et, comme la nuit allait bientôt arriver, nous nous réfugiâmes dans une pagode abandonnée pour y coucher. A peine nous y fûmes-nous installés avec notre ordonnance, le cheval ainsi que le mulet qui portait nos vivres, que nous reçûmes des coups de fusils. Des Boxers, au nombre d'une trentaine qui nous avaient épiés, se préparaient à nous tenir compa-

Porte nord d'entrée de Pao-Ting-Fou.

gnie. Ils commençaient déjà à s'approcher de notre pagode lorsque nous leur envoyâmes plusieurs coups de feu avec la carabine de notre ordonnance; trois Chinois mordirent la poussière et les autres de se sauver de toutes leurs jambes ; mais pendant la nuit nous fûmes sur nos gardes et, alternativement avec notre ordonnance, nous montâmes la garde, la carabine au bras.

Le lendemain matin, nous voulûmes nous remettre en route, malheureusement le mulet qui avait eu peur des coups de feu s'était mis à ruer et avait donné un fort coup de pied à la cuisse droite de notre cheval, qui boîtait fort bas.

Force fut d'interrompre notre inspection momentanément pour la reprendre un peu plus tard.

Après Liou-Li-Ho où nous restâmes quelques jours, nous fûmes à Tcho-Tcheou où il y avait de l'artillerie et de l'infanterie de Marine avec une compagnie montée, et un vétérinaire y fut placé.

La ville de Tcho-Tcheou est située à 15 kilomètres des montagnes appelées Ma-erh-Chan, elle ne possède qu'une seule rue très longue avec des constructions chinoises d'un misérable aspect; on n'y voit ni les peintures ou dorures, ni les poutres en bois dur qui constituent le luxe des maisons chinoises. Tout l'intérêt de Tcho-Tcheou réside dans deux vieilles tours très hautes construites au XVIe siècle et dont les pierres vernissées les font ressembler à de la porcelaine ; elles sont situées entre la ville et l'enceinte fortifiée qui tombe en ruine.

Nous profitâmes de notre séjour à Tcho-Tcheou pour aller visiter les tombeaux impériaux ou les Si-ling, qui se trouvent à 60 kilomètres au sud-ouest de la ville et non loin de la grande muraille. Le site en est merveilleux et peut être presque comparé au parc de Versailles, mais le paysage est d'une mélancolie des plus poétiques. Ces tombeaux renfermaient des richesses inouïes, mais tout a été enlevé et pillé.

Revenu de notre excursion, nous continuâmes notre ligne d'étapes et, après avoir vu Ngan-Sou, nous arrivons à Pao-Ting-Fou où réside le général Bailloud, commandant la 2e brigade de la guerre et qui nous donne la table et le logis, et c'est avec la plus grande joie que nous retrouvons notre ancien chef bien-aimé de Madagascar.

Pao-Ting-Fou est, par excellence, la ville du sud du nord de la Chine, c'est la plus populeuse et la plus importante. Elle se compose d'un nombre infini de rues étroites dont plusieurs sont dallées. Toutes ces rues se ressemblent et toutes les maisons qui les bordent sont identiques. Chacune possède deux boutiques sans devanture contenant les produits de la Chine et séparées de leurs voisines par deux planches perpendiculaires et mobiles peintes en noir généralement et portant en caractères dorés une enseigne.

Pao-Ting-Fou, qui est renfermée dans une double enceinte fortifiée dont les murailles sont très épaisses et très hautes, ne présente comme curiosité que le palais de Li-Hung-Chang, qui est très vaste et dont la salle de théâtre est grande et très riche.

Deux vétérinaires sont désignés pour cette place, un à Pao-Ting-Fou et le deuxième dans un bordj situé à 4 kilomètres de là et qui était un quartier de cavalerie de l'armée chinoise.

Nous continuâmes notre route et nous arrivâmes à Ting-Tcheou où le mandarin nous reçut avec des salutations et des simagrées par trop démonstratives — trop poli pour être honnête, pensions-nous. — Ce tao-taï, ainsi appelé dans le pays, nous montra des têtes de Chinois qu'il venait de faire décapiter parce qu'ils avaient dit du mal des Européens. Plus tard, nous avons su que ce mandarin avait été décapité à son tour parce qu'il entretenait des relations coupables avec les Boxers.

Ting-Tcheou exhale une puanteur dont nous n'avons pu trouver l'équivalent nulle part, et Dieu sait si les autres villes sentent mauvais ! Hommes, bêtes, maisons, tout empoisonne.

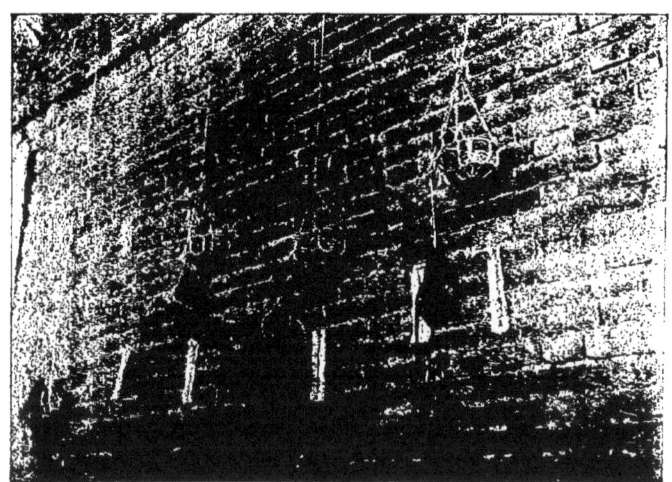

Têtes de Chinois exposées sur la muraille de Ting-Tcheou.

Nous quittâmes vite cette ville et après nous être arrêté quelques instants à Sin-le nous mîmes pied à terre à Tcheng-Ting-Fou, c'est-à-dire à plus de 300 kilomètres au sud de Pékin. Après avoir examiné les animaux de cette place qui était la dernière de la ligne d'étape, visité la cathédrale et remercié l'Evêque de cette ville pour son obligeance, nous rejoignîmes Pao-Ting-Fou pour revenir à Tien-Tsin.

Pour ce retour, nous suivîmes par eau et sur une jonque une nouvelle ligne d'étapes en passant par Sou-Kiao et Sin-ngan ; comme ces postes n'avaient qu'un très petit nombre d'animaux, aucun vétérinaire n'y fut désigné.

Plus tard, vers le commencement de février, nous refîmes de Tien-Tsin une deuxième tournée d'inspection, mais comme le chemin de fer était rétabli jusqu'à Pékin et de Pékin à Ting-Tcheou, notre voyage ne fut pas trop fatigant bien qu'il faisait un froid terrible, 20° au-dessous de zéro et que la neige couvrait complètement le sol.

La ligne de chemin de fer au sud de Pékin ne va actuellement que jusqu'à Ting-Tcheou, mais le tracé est fait pour qu'elle puisse atteindre Han-Keou sur le Yang-Tsé, ville déjà très florissante et qui fera un tort immense à Schanghaï, le jour où elle sera reliée à Pékin par cette voie ferrée dont la Compagnie est franco-belge.

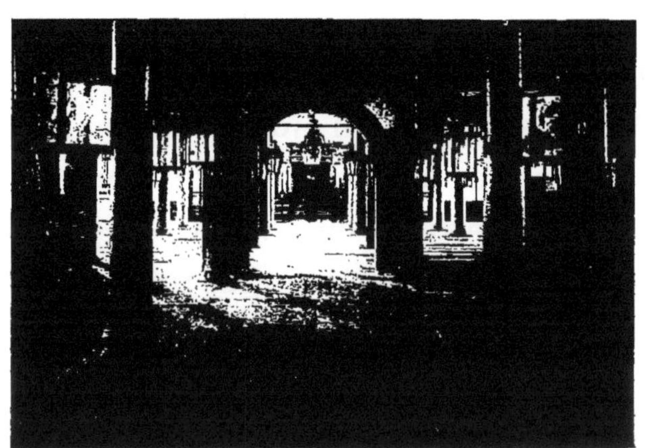

Intérieur d'une pagode à Tcheng-Ting-Fou.

ÉTAT SANITAIRE

DES ANIMAUX DU CORPS EXPÉDITIONNAIRE

PENDANT LA TRAVERSÉE

Du mois de juin au mois de décembre 3318 animaux, destinés au Corps expéditionnaire de Chine, ont été embarqués en France, en Indo-Chine, à Singapour et en Corée sur les transports suivants :

ANIMAUX VENANT DE FRANCE

Paquebots	Nombre d'animaux	Pertes
Nive	88 mulets 13 chevaux	2 mulets.
Adour	300 mulets	129 mulets.
N.-Dame du Salut.	186 chevaux. 36 mulets	48 chevaux 2 mulets.
Uurugay.	36 mulets	0
Ville de Tamatave.	52 mulets	0
Amiral Baudin.	178 chevaux 182 mulets	3 chevaux 1 mulet
Bithynie.	384 mulets	7 mulets.
Matapan	340 mulets	18 mulets.
Macina.	250 mulets	49 mulets.
Gallia	362 mulets	15 mulets.
Rio-Negro	74 mulets	1 mulet
Pei-Ho.	68 mulets	0

TOTAL : 2549 (2172 mulets et 377 chevaux).

ANIMAUX VENANT DE L'INDO-CHINE
DE SINGAPOUR ET DE CORÉE.

Paquebots	Pertes	Nombre d'animaux
Tanaïs	60 mulets 15 chevaux annamites.	1 cheval.
Manche	91 mulets 32 chevaux annamites.	0
Sinaï	55 mulets 100 chevaux annamites.	2 chevaux
Annam	15 chevaux annamites.	1 cheval.
Tigre	28 chevaux annamites.	0
X	71 chevaux australiens 45 chevaux annamites.	2 chevaux australiens.
Cachar	30 chevaux annamites.	1 cheval.
Tobamaru	195 chevaux coréens.	1 cheval.
Nive (2e voyage)	32 chevaux annamites.	0

TOTAL : 769 (206 mulets et 563 chevaux).

Mortalité. — Elle a atteint le chiffre de 282 : 223 mulets, 59 chevaux.

10,74 °/₀ des animaux venant de France sont morts pendant la traversée. La mortalité des animaux venant de l'Indo-Chine, d'Australie et de Corée n'a été que de 0,9 °/₀.

Causes de la mortalité. — A part quelques accidents, suivis de mort, survenus pendant l'embarquement et le débarquement et quelques cas isolés de maladies dus à un état de prédisposition de certains sujets, les causes principales de la mortalité peuvent être rattachées aux trois facteurs suivants :

1° Mauvais état de la mer ;

2° Température élevée pendant la traversée.

3° Aménagement défectueux des bateaux et mauvaise installation des animaux à bord.

1° *Mauvais état de la mer.* — Trois transports ont eu à essuyer des tempêtes au cours desquelles 174 animaux sont morts, soit de blessures, soit d'asphyxie. L'Adour a payé le plus large tribut au typhon en perdant 129 mulets. Le Gallia et le Macina en perdirent 50.

2° *Température élevée pendant la traversée.* — Dans la mer Rouge, l'Océan Indien, pendant les escales de Colombo, de Singapour, de Saïgon, beaucoup d'animaux ont énormément souffert de la chaleur. C'est dans les entreponts que la mortalité a été le plus considérable. Presque tous les coups de chaleur et les congestions pulmonaires ont été observés dans ces compartiments.

3° *Aménagement défectueux des bateaux et mauvaise installation des animaux à bord.*

De nombreuses pertes se sont produites pendant le voyage par suite de l'aération insuffisante de certains compartiments, du peu de solidité des parcs, de la défectuosité des moyens d'attache et de suspension et de l'impossibilité de promener les animaux, à cause de l'encombrement.

Les animaux logés dans les entreponts de certains bateaux avaient, en temps ordinaire, un cube d'air abolument insuffisant. Lorsque le mauvais temps obligeait à fermer toutes les ouvertures, beaucoup de chevaux et de mulets présentaient des symptômes graves d'asphyxie au bout de quelques heures.

Pendant les coups de mer, des parcs entiers se détachèrent du plancher et furent projetés sur les stalles avoisinantes.

Quelques animaux insuffisamment soutenus par les moyens de suspension et d'attache ont été tués au cours de mouvements brusques de roulis ou de tangage.

Enfin, certains cas de fourbure et d'indigestion, suivis de mort, ne se seraient pas produits, si l'on avait réservé aux coursives les dimensions suffisantes, d'ailleurs réglementaires, pour promener les animaux.

Maladies. — 1° *Maladies contagieuses.* — La gourme a sévi avec peu d'intensité, sous forme d'angine, sur un très grand nombre de mulets. A aucun moment la maladie n'a revêtu un caractère de gravité. Une épidémie de horse-pox a évolué en quelques jours sur les mulets du Matapan. Au moment du débarquement tous les animaux étaient guéris.

2° *Affections sporadiques.* — Elles ont été de deux sortes : les unes externes, consistant en contusions plus ou moins étendues et plus ou moins graves, en plaies de toute nature, en tumeurs, abcès, fractures des membres, du crâne et de la colonne vertébrale ; les autres internes, intéressant surtout les appareils respiratoire (congestions pulmonaires, pneumonies, asphyxies) et circulatoire (congestion des différents organes, fourbure, encéphalite aiguë, coups de chaleur) et quelquefois l'appareil digestif (indigestions, entérites).

Causes des maladies. — Le mauvais état de la mer a joué un grand rôle dans la production de la plus grande quantité des diverses blessures.

Mais, sur certains bateaux, cette cause déterminante a été favorisée par l'état défectueux de l'aménagement. Si les parcs ou les stalles avaient été solidement fixés au plancher et si les moyens de suspension avaient permis de bien assujettir les animaux pendant les gros temps, certains accidents, qui se sont produits sur le Gallia (où des stalles entières furent enlevées) et sur le Macina (où les animaux avaient des sous-ventrières dépourvues de poitrail et d'avaloire), auraient été sûrement évités.

A l'étroitesse des stalles, on doit attribuer les nombreux abcès du poitrail et des blessures sur les côtes. Sur plusieurs transports, on a en effet signalé les dimensions restreintes que les Compagnies avaient données à ces compartiments. Il en résultait pour les animaux un triple inconvénient : encombrement, production de blessures, gêne respiratoire et fatigue.

Les nombreuses affections internes qui ont été observées sur certains bateaux ont été occasionnées par le mauvais temps et par l'encombrement des animaux dans les entreponts et les cales. Les causes déterminantes ont été la grande chaleur et l'état vicié de l'air.

Pendant la tempête et les coups de mer que l'Adour, le Gallia et le Macina eurent à supporter, on fut obligé de fermer tous les panneaux et les hublots pendant plusieurs heures. Les animaux qui se trouvaient dans les entreponts et les cales respiraient dans un air chaud, vicié, qu'il était impossible de renouveler. Aussi de nombreux cas d'asphyxie se produisirent-ils.

Dans la mer Rouge, l'Océan Indien, et pendant certaines escales, la température atteignit dans les entreponts un degré tel (45°-57°) que les coups de chaleur et les congestions pulmonaires se succédaient avec une rapidité effrayante.

L'encombrement des compartiments inférieurs eut comme conséquence de rendre très défectueuses les conditions hygiéniques en diminuant le cube d'air pour chaque sujet et en suprimant les coursives. Il est à remarquer que l'état sanitaire fut particulièrement satisfaisant sur les quelques bateaux (Matapan, Amiral-Baudin, Nive) qui possédaient des coursives permettant de promener les animaux.

Installation des animaux à bord. — D'une façon générale, l'installation des animaux à bord des transports a laissé à désirer. A part quelques bateaux qui s'étaient conformés aux Instructions sur les transports par mer, tous les autres ont cherché à entasser, dans leurs batteries, le plus grand nombre possible d'animaux. Pour arriver à ce résultat, tous les moyens ont été utilisés : diminution des dimensions des stalles, suppression des coursives, utilisation des espaces avoisinant les machines, encombrement dans les parties où la quantité d'air était insuffisante.

Certaines Compagnies possédaient un matériel de suspension qui, le plus souvent, était incomplet et partant incapable de rendre le moindre service.

La plus mauvaise installation qu'on puisse signaler est celle du Macina, transport de rivière, à fond plat, tenant très mal la mer. 250 mulets avaient été mis sur ce bateau dont on avait utilisé tous les coins pour loger des animaux.

L'aération des entreponts et des cales était absolument insuffisante, (on a relevé à de certains moments des températures de 57° dans les entreponts, tout près des machines, où se trouvaient des animaux). Les moyens de suspension consistaient en une sous-ventrière sans poitrail ni avaloire. Les mangeoires n'étaient même pas divisées en compartiments. Les coursives ayant été supprimées, non seulement les promenades n'étaient pas possibles, mais on arrivait même très difficilement à retirer de leurs stalles, pour les remonter sur le pont, les animaux en danger de mort.

Le Macina perdit 17 mulets pendant une tempête et 32 par suite des mauvaises conditions hygiéniques auxquelles les animaux se trouvaient exposés. Au moment du débarquement, tous les mulets étaient très fatigués et presque tous blessés.

Aération. — L'instruction du 1er mai 1897 indique que tout cheval ou mulet placé dans les entreponts doit disposer de 6 mètres cubes d'air. Cette quantité d'air doit, de plus, être continuellement renouvelée. A cette condition seulement, les animaux n'éprouvent aucune gêne respiratoire et se maintiennent en bonne santé. Si les moyens de ventilation ne sont pas suffisants, les animaux, respirant continuellement dans une atmosphère chaude et viciée, ne tardent pas à présenter des signes d'oppression suivis de symptômes d'intoxication.

Sur plusieurs transports, ces accidents se sont produits, parce que les mulets et les chevaux placés en très grand nombre dans les entreponts n'avaient pas le cube d'air réglementaire. Les moyens de ventilation n'étaient pas également assez puissants pour compenser, en partie, le premier défaut.

Par les températures élevées, les entreponts sont les parties du bateau les plus malsaines. L'air s'y échauffe très facilement par suite de la respiration des animaux et du rayonnement de leur corps.

Le degré thermique est encore augmenté par le rayonnement de la partie du bateau qui se trouve au-dessus de l'eau. Pour chasser cet air chaud, saturé de gaz délétères absolument impropres à la vie, il faut une puissance considérable de ventilation, surtout lorsque la cale renferme des animaux. La colonne d'air chaud, qui s'échappe de cette dernière partie, nuit en effet à l'évacuation rapide des gaz que contient l'entrepont.

Pour toutes ces raisons, on devrait exiger des Compagnies de mettre le moins possible d'animaux dans les entreponts et de multiplier les baies d'aération.

Alimentation-Hygiène. — L'alimentation a été bien assurée sur tous les transports et les denrées ont été en général de bonne qualité. Toutefois le son et la farine d'orge que l'on distribuait aux animaux s'altérèrent à la fin de la traversée parce qu'ils étaient dans des sacs. Ces denrées devraient être mises dans des coffres en métal.

L'eau de boisson a été donnée quelquefois à un degré de température trop élevée. Dans ce cas, les animaux la refusaient.

Le pansage n'a pu être fait d'une façon sérieuse que sur les animaux placés sur le pont. Il était difficile de nettoyer les animaux des entreponts et des cales, tellement la température élevée et l'air chaud et humide incommodaient les hommes.

La promenade des animaux a été possible sur quelques bateaux. L'encombrement et la suppression des coursives a empêché cet exercice sur les autres transports.

Des visites sanitaires ont été passées tous les jours par les vétérinaires.

Débarquement. — Malgré l'état tout à fait défectueux des moyens de débarquement à Tong-Kou, il n'y a eu que deux accidents suivis de mort (2 chevaux australiens : fracture des reins). Une soixantaine de mulets sont tombés à l'eau. Tous ont regagné assez facilement la rive. La cause de ces chutes est due presque toujours à l'impossibilité dans laquelle se trouve le mulet de voir ce qu'il y a autour de lui. Les œillères portent un obstacle tel à la vision qu'elles devraient être supprimées. Les avantages qu'on leur attribue sont en effet très contestables. Elles sont au contraire très souvent cause d'accidents graves qui n'arrivent pas aux animaux dépourvus de cette partie du harnachement. C'est ainsi que pas un cheval n'est tombé à l'endroit où les mulets se précipitaient à l'eau et que les mulets, sur lesquels on avait pris le soin de retourner les œillères, ont passé très franchement sur la passerelle qui menait du chaland à la terre.

Au moment du débarquement, beaucoup d'animaux étaient en bon état. Certains étaient même dans un état d'embonpoint qui ne pouvait laisser supposer que les animaux venaient d'effectuer une aussi longue traversée. Seuls, les mulets provenant de l'Adour, du Gallia, du Macina et les chevaux de Notre-Dame du Salut étaient très fatigués.

Conclusions. — Les desiderata qui doivent être formulés sont les suivants :

1° Ecarter comme transport d'animaux des bateaux dans le genre du Macina.

2° Eviter d'entasser trop d'animaux dans les entreponts et les cales.

3° Exiger que les coursives ne soient pas supprimées, mais possèdent au contraire les dimensions règlementaires pour permettre de promener les animaux.

4° S'assurer que les parcs sont solidement établis, que les stalles ont les dimensions règlementaires et que les moyens de suspension sont complets et en bon état.

5° Exiger qu'il y ait toujours quelques places libres destinées à servir d'infirmerie ou de box pour les animaux fatigués.

6° Demander que certaines denrées alimentaires soient mises dans des coffres en fer afin qu'elles ne puissent pas s'altérer.

7° Pour le débarquement, établir des passerelles moins dangereuses que celles de la direction du port de Tong-Kou.

Pour terminer, nous ajouterons que les affrétés suivants :

1° *Eridan,* bataillon du 9e de marine, arrivé le 7 juillet ;

2° *Caravane*, 13e Be de montagne, arrivée le 7 juillet ;

3° *Vauban*, bataillon du 11e de marine, arrivé le 7 juillet ;

4° *Vauban* (2e voyage), 3e bataillon de marche (Bataillon Collinet). embarqué à Saïgon le 25 août ;

5° *Vinh-Long*, 1er bataillon du 18e de marine arrivé le 24 août ;
qui ne transportaient que des chevaux d'officiers, n'ont pas été compris dans l'exposé de la traversée ; d'ailleurs ils n'ont eu aucune perte.

CAS INTÉRESSANTS A SIGNALER PENDANT CETTE TRAVERSEE

Nous signalerons pendant cette traversée deux cas intéressants : 1° maladies des bateaux ou de l'air confiné, 2° coups de chaleur.

1° Maladies des bateaux ou de l'air confiné (1).

Nous nommons ainsi, à défaut d'autre qualificatif connu, une affection spéciale qui frappe les

(1) Extrait du rapport de Monsieur le Vétérinaire en second Cabriforce embarqué à bord de l'affrété *la Bithynie*.

animaux qui sont logés dans les entreponts des bateaux. Cette maladie, qui a une certaine analogie avec la fièvre des cuirassés ou la fièvre des prisons, des hôpitaux de l'homme, est due à la même cause : l'air confiné.

Lorsque des animaux sont condamnés à vivre dans un espace restreint où l'air ne se renouvelle que très difficilement, la quantité d'acide carbonique augmente alors que l'oxygène diminue ; si en même temps la chaleur est élevée, l'air se raréfie proportionnellement à l'ascension du thermomètre; dans ces conditions l'hématose se fait très imparfaitement, malgré l'accroissement du nombre des respirations, et par suite, le sang s'altère plus ou moins. Cette altération a un retentissement plus ou moins marqué sur la nutrition générale ; mais « l'air expiré par les animaux renferme, en outre, une ptomaïne très toxique, puisque l'injection de 4 à 30 grammes du liquide de condensation des vapeurs aqueuses sortant des poumons de l'homme ou des mammifères en parfaite santé fait périr les lapins en 15 à 40 heures. Ce poison agit énergiquement sur la base de l'encéphale et supprime tous les échanges entre les tissus et le sang ». (CADÉAC, *Pathologie générale*.)

Les considérations exposées ci-dessus expliquent les accidents, parfois très graves et même mortels, qu'on observe sur les animaux entassés dans les entreponts des navires. Ces accidents se traduisent quelquefois par de simples symptômes d'asphyxie. Trois mulets de la Bithynie ont présenté ces symptômes ; il a suffi de placer deux de ces animaux sur le pont pour voir disparaître en quelques heures toute manifestation morbide ; le troisième, étant tombé la nuit, et le garde d'écurie étant absent, a eu les côtes et le larynx fortement et longuement comprimés par les pieds de ses camarades et il est mort autant d'asphyxie par compression que par raréfaction de l'oxygène. Cependant, l'air des batteries, sauf des circonstances exceptionnelles qui obligent à fermer toutes les ouvertures, y compris les panneaux, devient rarement assez pauvre en oxygène pour produire l'asphyxie complète, mortelle ; mais, si les animaux restent longtemps soumis à l'action de l'air confiné, il se développe ce que nous appelons la maladie des bateaux. 17 sujets de la Bithynie l'ont présentée, 3 en sont mort.

A. — Symptômes.

L'animal est essoufflé, abattu, faible ; il a peu d'appétit, ses muqueuses sont jaunâtres, parfois légèrement cyanosées. La température rectale est peu élevée ; elle dépasse peu 39°. Le plus souvent, on n'observe rien d'anormal à la percussion et à l'auscultation de la poitrine ; les excréments sont normaux ; on ne découvre pas, en un mot, de localisation spéciale.

Si, au début de cet état, les mulets sont placés sur le pont, ils reviennent à la santé en 2, 3, 4 jours et cela presque sans traitement ; (nous administrions simplement des laxatifs et des excitants diffusibles) ; mais la scène morbide présente quelquefois un aspect différent. Nous avons signalé plus haut l'influence néfaste qu'avait eue, dans la batterie haute de l'arrière, la fermeture des sabords et des hublots dans la nuit du 4 au 5 octobre ; outre un nombre assez grand de sujets plus ou moins atteints de l'affection des bateaux et qui ont guéri, 3, nous l'avons déjà dit, sont morts.

Le premier avait bien mangé sa ration dans la soirée du 4 octobre et paraissait en aussi bon état de santé que ses camarades ; vers une heure, il s'est couché ; le garde d'écurie, d'abord seul, puis aidé de ses camarades, a cherché à le faire relever sans y parvenir; le mulet rendait, en notre présence, son dernier soupir environ 20 minutes après sa chute ; vers 9 heures du soir, un adjudant de ronde avait remarqué que la langue de l'animal était pendante et semblait tuméfiée.

Le lendemain, 6 octobre, vers 2 heures de l'après-midi, on nous signale que le mulet numéro matricule 1281 est triste et tire la langue hors de la bouche, à droite ; la muqueuse buccale est brûlante, la conjonctive légèrement cyanosée, la respiration accélérée. L'abattement du sujet augmente peu à peu ; vers 4 heures, nous essayons de le faire sortir du parc, pour le conduire à l'infirmerie ; mais il tombe subitement dès qu'on l'excite pour le faire marcher, agite ses membres, porte la tête en arrière, se raidit et meurt une ou deux minutes après sa chute ; il nous a semblé que l'animal avait été dans l'impossibilité de faire mouvoir et surtout de fléchir ses membres qui étaient comme paralysés. Cette mort foudroyante nous avait fait croire à une apoplexie cérébrale.

Le même jour, la mule N° Mle 1102, qui avait parfaitement bu et mangé à 5 heures, est morte à 11 heures du soir, en présentant des symptômes analogues. Chez elle, la mort a été encore plus foudroyante.

B. — Autopsies.

Avec l'autorisation du commandant du bateau, nous avons pu, dans des conditions bien imparfaites il est vrai, faire en partie l'autopsie des deux premiers animaux.

Des spumosités sanguinolentes s'échappaient des naseaux et remplissaient les bronches. Sur l'un, nous avons trouvé de la broncho-pneumonie au bord inférieur du poumon droit. Sur l'autre, les tissus et les ganglions péri-pharyngiens étaient congestionnés ou le siège d'une véritable hémorrhagie. Des extravasations sanguines existaient chez les deux, à la face externe et inférieure de la dure-mère. A la section de la moelle, en arrière du bulbe, il s'écoulait une sérosité abondante et plus ou moins rougeâtre ; mais la substance du bulbe, du cervelet et du cerveau était absolument normale. Tous les autres organes étaient sains, le sang était noir.

Ces autopsies démontrent que la mort des mulets n'était pas due à une apoplexie cérébrale ; les lésions observées sont en outre insuffisantes pour expliquer une fin aussi foudroyante. Il y a donc tout lieu de croire que ce sont les ptomaïnes de l'air confiné qui ont exercé sur les centres circulatoire et respiratoire du bulbe une action inhibitoire très rapide, analogue à celle signalée par Cadéac.

Tels sont les effets de l'air confiné que nous avons observés sur les mulets de la Bithynie ; mais l'air vicié amène une déchéance organique plus ou moins profonde qui peut prédisposer à d'autres maladies. C'est ainsi que sur le Chandernagor, chargé de chevaux algériens, nous avons observé en 1895, lors de l'expédition de Madagascar, de nombreux cas d'affections pulmonaires. Nous avons déjà dit que, pour suffire à l'hématose, le poumon était soumis à un violent surmenage ; rien donc d'étonnant à ce qu'il devienne le siège de congestion et d'inflammation. Quoique n'ayant rien découvert d'anormal à l'auscultation et à la percussion de la poitrine des nombreux mulets atteints de la maladie des bateaux, nous avons la conviction que certains devaient présenter, dans les parties antérieures et tout à fait inférieures ou internes du poumon, des lésions congestives ou inflammatoires analogues à celles découvertes à l'autopsie de l'un des 3 mulets morts.

2° Coups de chaleur (1).

La seule maladie interne observée sur le transport de l'Etat *la Nive* est le coup de chaleur.

Cette affection frappe indistinctement les mulets à tout âge. Les 13 chevaux de demi-sang sont épargnés.

Le début est brusque : l'animal s'agite, paraît inquiet ; le facies exprime la gêne et la souffrance ;

(1) Extrait du rapport de Monsieur le Vétérinaire en second Moussillac.

les yeux sont brillants, saillants, la pupille dilatée ; les naseaux sont grands, ouverts. La respiration est très accélérée, souvent bruyante ; battements du cœur forts et précipités, artère pleine ; muqueuses injectées, souvent cyanosées. Le corps se couvre de sueurs abondantes et la température interne s'élève de 1 à 3 degrés.

Ces symptômes du début se retrouvent dans tous les cas observés et, pour une grande partie des malades, constituent toute l'affection.

Traitement.— Déplacement du malade qui est conduit dans l'endroit le plus frais et le plus aéré ; saignée de 5 kilogs. Douches générales prolongées ; diète sévère. Puis purgatifs et diurétiques.

Les symptômes graves disparaissent rapidement ; une période de coma plus ou moins intense leur succède et dure 2 ou 3 jours en s'atténuant. La durée totale de l'affection pour ces cas bénins est en moyenne de 4 jours.

Lorsque la maladie se prolonge, on voit apparaître des complications. Celles que nous avons observées affectaient le poumon ou les centres nerveux.

1° *Complications pulmonaires.* — Les complications pulmonaires consistent en une congestion de la base du poumon se traduisant par de la dypsnée, des signes stéthoscopiques non équivoques et une légère élévation de la température interne.

L'affection, prise au début, n'offre aucun caractère de gravité et cède rapidement à l'action du traitement employé : « saignées répétées si besoin est ; révulsifs cutanés appliqués sur la paroi thoracique ; purgatifs ; diète sévère. »

6 cas bénins ont été observés.

2° *Complications des centres nerveux.* — Ce sont les plus fréquentes. Elles consistent en méningo-encéphalites légères se traduisant par des accès de vertige classiques et cédant rapidement à l'action d'un traitement approprié.

11 cas bénins ont été traités avec succès.

Deux cas graves, dont l'un mortel, ont présenté une physionomie spéciale et méritent d'être rapportés.

1er Cas. — Il s'agit d'un mulet du Poitou âgé de 13 ans.

Dans la nuit du 5 au 6 juillet, ce mulet présente des symptômes de maladie. Prévenu par le service de jour, nous nous rendons aussitôt auprès du malade.

Celui-ci était debout, couvert de sueur ; la respiration, très accélérée, était bruyante. Muqueuses injectées, légèrement cyanosées. Température interne 40° 3.

Diagnostic : « Coup de Chaleur ».

Traitement. — Saignée de 5 kilogs. Douches générales prolongées ; injection sous-cutanée de pilocarpine.

Les effets du traitement ne tardent pas à se manifester. — Le calme se rétablit peu à peu et, au bout d'une heure et demie environ, le malade présente simplement l'état comateux consécutif à la fatigue organique.

Le lendemain matin, le malade ne présente aucun symptôme grave. La température est normale 38°2. Respiration calme ; poumon libre.

L'animal paraît simplement fatigué. Il prend un peu de barbotage.

Vers deux heures de l'après-midi, il présente subitement des symptômes graves : il appuie contre la planche de poitrail avec persistance, la tête dans la mangeoire et, arcbouté sur les quatre membres, il pousse fortement en avant et essaye d'avancer. Une force considérable est nécessaire pour lui faire abandonner cette position qu'il reprend de plus belle dès qu'il est libre.

Si c'est la tête qui rencontre un obstacle, la région frontale est appuyée contre cet obstacle et l'animal fait des efforts pour avancer.

Il fournit ainsi un travail musculaire énorme accompagné de l'accélération de la respiration et de l'élévation de la température interne (39 à 40°).

Après quelques minutes de ces efforts, le malade épuisé tombe et reste en décubitus latéral complet. Alors la respiration s'accélère au point de devenir suffocante ; les muqueuses s'injectent, prennent la teinte cyanosée ; la température interne atteint son maximum 41° et plus. Le corps se couvre de sueur.

Voilà une forme d'accès.

Lorsque le point d'appui manque au poitrail ou à la tête, l'animal pendant l'accès pique une course folle, allant droit devant lui, heurtant, franchissant les obstacles qu'il rencontre.

Au bout de 20 à 30 mètres, il tombe brusquement et présente les symptômes décrits précédemment.

Le traitement institué dès le début est le suivant : saignées répétées selon les indications de l'artère, injection sous-cutanée de morphine ; lavements de chloral ; irrigation continue du crâne employée concurremment avec les douches générales.

Les accès deviennent moins fréquents et moins intenses, mais c'est là une amélioration trompeuse qu'il faut surtout mettre sur le compte de l'affaiblissement progressif du malade. Celui-ci refuse tout aliment et maigrit à vue d'œil.

Ce mulet meurt le 10 juillet ayant présenté pendant les 5 jours de maladie une moyenne de 3 accès pendant le jour et 4 pendant la nuit.

L'autopsie n'a pu être faite en raison de l'encombrement et de la nécessité de se débarasser le plus vite possible du cadavre.

Nous croyons que, dans ce cas relaté, il y a lieu de voir autre chose qu'une méningo-encéphalite simple. Il nous semble qu'il faut y voir aussi une intoxication générale de l'organisme par des toxines agissant sur des centres nerveux prédisposés.

Dans les cas ordinaires de congestion cérébrale ou de méningo-encéphalite, l'affection s'amende généralement sous les effets d'un traitement approprié.

Ici, au contraire, pas d'amélioration malgré le traitement énergique appliqué dès le début.

Donc, la véritable cause n'était pas atteinte par les soins donnés. La persistance, la marche et la terminaison de l'affection ne peuvent s'expliquer que par la supposition d'un empoisonnement.

Il ne faut pas oublier que le sujet vivait depuis quelque temps dans un milieu surchauffé et confiné, et il est rationel de croire que son sang était plus ou moins chargé de principes nocifs.

De plus, sa première maladie : « Coup de chaleur », par les troubles nutritifs et respiratoires et par le travail musculaire dont elle s'est accompagnée, a gratifié l'organisme d'une certaine quantité de produits de déchets qui n'ont pas été éliminés.

A ces toxines, se sont ajoutées, par la suite, celles résultant du travail musculaire et des troubles organiques produits au cours des accès.

Nous croyons donc que ce sont tous ces produits nocifs qui, accumulés dans le sang et agissant sur un organe prédisposé et congestionné, étaient cause de l'affection et lui donnaient ses caractères d'intensité et de gravité.

Pour guérir le malade, il fallait le débarrasser de ces poisons. Les diurétiques, les évacuants, les dépuratifs ne suffisaient pas.

Il eût fallu d'abord placer le sujet dans un endroit frais et à l'air pur ; dans le cas cité c'était impossible.

Enfin le seul traitement à appliquer, le seul susceptible de guérir était le « lavage du sang par la méthode des transfusions salines »

Il n'était pas possible de l'appliquer dans les conditions où nous nous trouvions.

Le mulet est mort empoisonné.

2e Cas. — Le 24 juillet, par un temps très lourd et une mer agitée, le mulet numéro matricule 774,

Bandit, âgé de 12 ans est pris de « coup de chaleur ».

Un traitement approprié est institué dès les premiers symptômes et le calme se rétablit assez rapidement.

Le 25, le malade paraît très fatigué, mais ne présente aucun symptôme de maladie grave. Il se tient debout et emploie toute son attention et toutes ses forces à lutter contre les mouvements du roulis afin de conserver l'équilibre. L'appétit est nul. La température interne est normale, 38°,4.

Le 26 juillet, l'état du malade est sensiblement le même que la veille. La mer est calme, le bateau n'effectue aucun mouvement et, malgré cela, Bandit paraît très préoccupé de sa stabilité.

Il est debout, les quatre pieds figés au sol, et il se balance d'avant en arrière, oscillant autour de sa base de sustentation comme par les temps de grosse mer. De temps à autre, il se porte brusquement en avant, prend un point d'appui contre la planche de poitrail comme pour résister à l'action d'une forte inclinaison du navire. Il reste ainsi une à deux minutes, puis se recule et recommence à se balancer comme précédemment.

Il est indifférent à tout ce qui se passe autour de lui, et, la tête basse, l'œil terne, paraît uniquement préoccupé de son manège. Quand il est fatigué, il se couche en décubitus latéral complet. Dès qu'il est debout, il reprend ses mouvements.

La marche est hésitante ; le malade avance difficilement, tâte le terrain, ne se sent pas solide et s'arrête à chaque instant. Arrêté en dehors des travées, il se couche.

Il refuse toute nourriture et, malgré les toniques et les excitants qu'on lui fait absorber à grand peine, il maigrit à vue d'œil.

En résumé, c'est un halluciné.

Au cours du coup de chaleur, des troubles cérébraux inappréciables se sont sans doute produits et, comme la mer était agitée et que l'attention du malade était toute à la conservation de l'équilibre, l'impression des mouvements contre lesquels il avait à lutter s'est fixée et continuée dans ce cerveau malade.

Nous ne connaissons pas d'exemple d'hallucination chez nos animaux et c'est pourquoi nous avons cru devoir signaler ce cas.

Le traitement mis en usage est le suivant :

Irrigation continue du crâne et de la face ; promenades ; toniques et excitants diffusibles.

Le malade est nourri au thé de foin farineux.

Les soins donnés sont suivis d'une amélioration sensible de l'état du sujet, mais la guérison complète et définitive doit être mise sur le compte du séjour à Saïgon où Bandit convalescent était débarqué le 1er août.

Le 4 août, il embarquait pour Takou complètement guéri et n'a jamais depuis présenté de symptômes d'une affection cérébrale quelconque.

RAPPORT D'ENSEMBLE

SUR LA SITUATION DU SERVICE VÉTÉRINAIRE

I° — PERSONNEL

A. — Composition du Personnel
Sa répartition au début
au 31 décembre 1900.

Le service vétérinaire a été assuré au début de la campagne par les vétérinaires Monod, Moussillac, Birou de l'artillerie de marine affectés aux batteries de campagne et de montagne venues de l'Indo-Chine et par le vétérinaire Montmartin destiné à la remonte.

L'organisation complète de ce service a été faite au moment du débarquement des troupes de la guerre et au fur et à mesure de l'arrivée des vétérinaires chargés des soins à donner aux animaux à bord des affrétés.

Au 31 décembre 1900, la répartition du personnel vétérinaire a été arrêtée de la façon suivante :

Tien-Tsin.

MM. Barascud, Vétérinaire principal de 2e classe. Directeur du service vétérinaire du Corps Expéditionnaire. Chargé de la visite des chevaux des officiers de l'Etat-Major.

Birou, Vétérinaire en second, adjoint au vétérinaire principal.

Bourgés, Vétérinaire en premier — Batteries d'artillerie de Marine. Chevaux des officiers sans troupe.

Barrué, Vétérinaire en second. 15e escadron du Train des Equipages. Chevaux des régiments d'infanterie.

Lavaux, Vétérinaire en second. Remonte. Parc à bestiaux. Visite de la viande.

Montmartin, Vétérinaire en second. Service des Etapes.

Toung-Tcheou.

Roux, Vétérinaire en second. Gîte d'Etapes, Section d'artillerie de Marine.

Tcho-Tcheou.

Moussillac, Vétérinaire en second. Batterie d'artillerie de Montagne.

Pékin.

MM. Leclerc, Vétérinaire en premier Batteries d'artillerie de Marine.

Monod, Vétérinaire en second. Parc à bestiaux. Visite de la viande. Chevaux de l'Etat-Major.

Caritte, Vétérinaire en second. Remonte, Convoi. Train. Chevaux des Régiments d'Infanterie de Marine.

Yang-Tsoum.

Goux, Vérinaire en second. Escadron de chasseurs d'Afrique. Parc à bestiaux. Visite de la viande.

Ouang-Tchouang.

Largillière, Vétérinaire en second. Batteries de 75.

Pao-Ting-Fou.

Cabriforce, Vétérinaire en second. Batteries d'artillerie de Marine et 15e batterie de 75. Régiments d'Infanterie.

Haas, Vétérinaire en second. Escadron de chasseurs d'Afrique. Parc à bestiaux. Visite de la viande.

Le fonctionnement du service a été assuré dans de bonnes conditions aussi bien aux unités que dans les différentes places où avaient été créés des parcs à bestiaux.

La surveillance continuelle des animaux destinés à la boucherie et les mesures sanitaires appliquées lors des diverses épizooties ont permis de juguler les maladies contagieuses qui, au début, décimaient les troupeaux et menaçaient de compromettre l'alimentation des troupes.

La visite des animaux abattus, instituée dès le début de la campagne, a également permis de rejeter de la consommation des viandes rendues malsaines par maladies ou par parasitisme.

D'autre part, le service vétérinaire a été assuré à Tong-Kou pendant toute la durée du débarquement des animaux arrivant de France, de l'Indo-Chine, d'Australie et de Corée. Les visites sanitaires passées aux chevaux et mulets de toutes provenances ont fait découvrir des sujets morveux qui auraient semé la contagion, si on n'avait pris le soin de les écarter immédiatement des effectifs au milieu desquels ils auraient pu se trouver.

Grâce aux mesures sanitaires rigoureuses qui ont été appliquées à ce moment, les maladies contagieuses ont été étouffées sur place.

A l'heure actuelle, le nombre des vétérinaires

est suffisant pour que le service des unités, des places et des étapes soit assuré d'une façon convenable.

B. — Personnel (troupe) a la disposition du service : maréchaux ferrants, indigènes, ferrure.

Il a été mis à la disposition de la Direction du service vétérinaire un brigadier d'artillerie qui remplit les fonctions de secrétaire.

Deux coolies chinois sont employés à la pharmacie.

Dans les infirmeries des diverses unités, les vétérinaires ont comme aides les maréchaux ferrants. Lorsque les besoins du service l'exigent, des coolies chinois sont adjoints aux maréchaux.

Le service de la maréchalerie est partout assuré d'une façon très satisfaisante par de bons ouvriers abonnataires. Le nombre des aides-maréchaux et des élèves est très suffisant et permet d'assurer dans de bonnes conditions le service si important de la ferrure.

A Pékin.

Les 3 batteries d'artillerie de Marine possèdent 3 brigadiers abonnataires, 4 aides et 2 élèves. L'un des aides est chargé du ferrage des chevaux de Toung-Tcheou. 5 coolies chinois sont employés à l'infirmerie vétérinaire de la batterie de campagne.

Le ferrage des animaux de la Remonte, du Convoi et des Régiments d'infanterie est confié à un brigadier secondé par un aide.

Deux maréchaux indigènes ferrent eux-mêmes les chevaux chinois du convoi, à raison de 40 cens (1) par ferrure. Ces ouvriers chinois rendent des services, mais causent des accidents très fréquents en piquant les animaux. Les maréchaux coréens sont beaucoup plus habiles qu'eux. 8 coolies chinois sont employés à l'infirmerie de la Remonte.

A Tien-Tsin.

Les deux batteries d'artillerie de Marine et la section mixte ont un effectif de 3 brigadiers abonnataires et de six aides. La batterie de campagne utilise un coolie chinois, comme teneur de pieds. — 2 maréchaux comptent à la Remonte, 8 au Train des Equipages.

Les conducteurs coréens ferrent eux-mêmes leurs chevaux.

A Pao-Ting-Fou.

Chaque batterie a 1 brigadier et 1 aide.

La 15e batterie de 75 1 brigadier et 3 aides.

(1) Un franc (2 cens valant 5 centimes).

Le Train des Equipages : 1 aide
L'escadron de Chasseurs : 1 brigadier et 1 aide.

A Ouang-Tchouang.

Les 2 batteries de 75 ont 2 brigadiers, 4 aides, 2 élèves.

A Yang-Tsoum.

L'escadron de Chasseurs a 1 brigadier, 2 aides, 1 élève.

A Tcho-Tcheou.

La batterie de montagne : 1 brigadier, 1 aide, 2 élèves.

FORGES.

Toutes les unités — sauf l'escadron de Chasseurs de Pao-Ting-Fou — les Dépôts de remonte de Pékin et de Tien-Tsin, le Train des Equipages, sont pourvus de forges réglementaires qui sont presque toutes en bon état.

A Pékin.

Artillerie de Marine .

2 forges de montagne, très bonnes.
2 forges de campagne, dont une inutilisable,

1 forge, système Krupp, de l'artillerie chinoise, très bonne.

Cette dernière forge, qui a été trouvée avec tout son matériel et ses outils dans un arsenal chinois, a rendu et rend encore les plus grands services. Elle présente certains avantages sur notre forge de campagne. La soufflerie, plus puissante, plus solide, tient peu de place et est actionnée par une manivelle. Un étau et une meule à repasser sont fixés sur la flèche du chariot de forge. Dans le coffre d'avant-train se trouvait une cantine d'ambulance vétérinaire garnie de médicaments, d'instruments de chirugie et d'objets de pansement.

A Tien-Tsin.

1 forge de montagne.	Très bonnes. Artillerie de Marine.
2 forges de campagne.	

A Yang-Tsoum.

1 fourgon-forge de cavalerie. 2 escadrons de Chasseurs d'Afrique dont un était détaché à Pao-Ting-Fou et par conséquent n'avait pas de fourgon-forge.

A Ouang-Tchouang.

2 forges de campagne (soufflerie Enfer). 2 batteries de 75.

A Tcho-Tcheou.

1 forge de montagne. Artillerie de Marine.

A Pao-Ting-Fou.

2 forges de montagne. Artillerie de Marine.

1 forge de campagne (soufflerie Enfer) Une batterie de 75.

Les forges chinoises, quoique rudimentaires et non transportables, rendent de grands services aux Corps qui les ont installées.

APPROVISIONNEMENTS POUR LA FERRURE.

Les approvisionnements en fers, clous et charbon sont largement suffisants dans la plupart des unités. D'ailleurs, le Grand Parc d'Artillerie de Tien-Tsin fournit aux maréchaux abonnataires les fers et les clous qui leur sont nécessaires à raison de 32 fr. les 100 kilogs de fer en barre et de 118 fr. les 100 kilogs de clous blancs.

Les Corps possèdent également des crampons à glace en quantité suffisante pour passer l'hiver. En cas de besoin, ils pourraient s'en procurer au Grand Parc de Tien-Tsin qui en a un approvisionnement considérable.

Le charbon est fourni, à titre remboursable, par les services administratifs.

Ferrure. L'utilité de la ferrure est surbordonnée à l'état du sol ; en général les animaux doivent être ferrés quand ils travaillent, mais si on ne leur demande que des promenades hygiéniques sur un terrain argilo-sablonneux, comme celui du Petchili, il est préférable de les laisser de temps en temps déferrés.

Le sabot a une tendance à se resserrer sous le climat sec du Petchili, et l'on sait que, pour prévenir cette défectuosité, qui se complique de seimes, de boiteries ou d'une certaine gêne dans la locomotion, rien ne vaut la suppression du fer.

La ferrure à glace est souvent indiquée en hiver. A Pékin elle n'a pas été utile parce que les grandes voies de communication ont toujours été recouvertes, pendant l'hiver 1900-1901, d'une abondante couche de poussière ; mais à Tien-Tsin, où les rues sont macadamisées, comme en Europe, le verglas y est fréquent.

Notre ferrure à glace devrait comprendre deux modèles de crampons. Le modèle règlementaire ne s'incruste pas dans le verglas, et n'empêche pas toujours les glissades ; on observe cet inconvénient chez les animaux de trait, surtout lorsqu'ils font les premiers efforts pour démarrer, ils ont souvent de sérieuses difficultés pour fixer leurs pieds ; c'est dans ces circonstances qu'il serait avantageux de remplacer les crampons carrés des mamelles par des crampons dont la tête aurait une forme pyramidale. Les Cosaques emploient cette ferrure à crampons mixtes et leurs chevaux galopent sur le verglas avec une sûreté remarquable.

II. — MATERIEL

Matériel proprement dit.

La demande du matériel vétérinaire suivante, faite le 17 août 1900 n'est pas encore parvenue au Corps Expéditionnaire. Monsieur le Ministre de la Marine, qui en a autorisé l'achat, a donné l'ordre que ce matériel soit expédié de France avant le 1er décembre 1900.

Seringues stérilisables de 10 grs du docteur Roux. .	10
Thermomètres médicaux.	10
Vaporisateurs en verre avec tube mou en caoutchouc.	10
Licols à breuvage.	10
Lanternes de voitures et bougies.	10
Appareils à sinapismes	10
Jeux d'entraves avec lacs, plate-longes et cache-tête. .	10
Cautères en raies.	10
Cautères en pointes.	10

Médicaments. — Approvisonnement. Renouvellement.

Au début de la campagne, les unités d'Artillerie de Marine qui avaient avec elles leur cantine d'ambulance vétérinaire, purent donner aux animaux des colonnes les soins médicamenteux nécessaires.

Les premières batteries qui rentrèrent dans Pékin, ayant eu la bonne fortune de trouver une forge (système Krupp) de l'artillerie chinoise, se réapprovisionnèrent en médicaments en prenant le contenu de la cantine vétérinaire du coffre d'avant-train.

Aucune expédition de médicaments vétérinaires n'ayant été faite au moment du départ des premières troupes de la Guerre, on fut obligé d'acheter à Tien-Tsin de nombreux produits indispensables, dont les unités étaient dépourvues.

Le premier envoi, demandé à bord du Polynésien par le Directeur du Service vétérinaire du Corps Expéditionnaire, arriva à Tien-Tsin à la fin du mois de novembre.

Des médicaments et du matériel vétérinaires nécessaires pour une durée de 6 mois ont été demandés et doivent être partis de France vers le 1er décembre 1900.

En supposant que l'état sanitaire des animaux se maintienne en bon état, comme il l'est actuellement, l'approvisionnement existant à Tien-Tsin est suffisant pour une durée de deux mois. Néanmoins, certains médicaments, qui n'existent pas sur la place, sont demandés depuis longtemps par les vétérinaires qui réclament également du matériel dont l'expédition ne pourra leur être faite qu'à l'arrivée de la dernière commande (1).

Cantines vétérinaires.

Chacune des unités suivantes :

Batteries de l'Artillerie de Marine,
Batteries de la Guerre,
Section mixte,
Escadrons de Chasseurs,
Train des Equipages,

possède une cantine vétérinaire complète. Ces cantines modèle 1887 contenaient les médicaments et le matériel réglementaires.

(1) Les médicaments et le matériel vétérinaires sont arrivés au commencement du mois de février. Sur 17 caisses annoncées par l'avis d'expédition, 12 seulement sont parvenues au service vétérinaire. Parmi ces dernières, de nombreuses étaient détériorées et contenaient des récipients brisés et des médicaments altérés.

L'approvisionnement est maintenant assuré pour une période d'au moins six mois.

Le service vétérinaire les a complétées, en ajoutant dans chacune d'elles des alcaloïdes, un flacon de malléine, une seringue pour injections hypodermiques et un thermomètre médical.

On a constaté en effet, à maintes reprises, les inconvénients qui résultaient de l'absence de ces médicaments et instruments. Aussi, devrait-on à l'avenir ajouter à la nomenclature des cantines :

Une trousse d'alcaloïdes,
Deux flacons de malléine (40 doses),
Une seringue à injections hypodermiques,
Un thermomètre médical.

Dans chaque expédition coloniale ou lointaine, les vétérinaires, qui n'embarquent pas avec une unité constituée, devraient être pourvus, à leur départ de France, même s'ils accompagnent les animaux, d'une cantine vétérinaire et d'une sacoche conforme à celle qui a été mise en essai dans certains régiments d'artillerie ; de cette façon ils ne seraient pas pris au dépourvu au moment du débarquement ; mais se trouveraient au contraire en mesure d'organiser de suite leur service.

Les Régiments d'Infanterie de la Guerre et de la Marine ont été pourvus, le 1er septembre 1900, de la caisse de médicaments vétérinaires rendue réglementaire par la note ministérielle du 25 mai 1898.

Médicaments spéciaux au service de l'hygiène vétérinaire locale.

Parmi les diverses maladies observées sur les animaux du Corps Expéditionnaire, l'entérite dysentérique et la peste bovine ont été les seules affections dont le développement puisse être attribué à des causes locales résultant soit de l'impureté de l'eau de boisson, soit de l'existence de foyers d'infection.

La première de ces maladies a été combattue efficacement par l'épuration de l'eau au moyen du permanganate de potasse et de l'alun cristallisé.

Ces deux médicaments ont contribué, dans une large mesure, à améliorer l'hygiène des animaux. Ils sont appelés à rendre encore de grands services principalement en été.

III. — RENSEIGNEMENTS DIVERS

A. Chevaux et mulets venant de France, d'Indo-Chine, d'autres pays (Australie. Corée. Animaux trouvés sur place. — Valeur comparative suivant la provenance et le service auquel sont employés les animaux (selle, bât, trait.)

CHEVAUX

Les deux escadrons de cavalerie ont débarqué à Tong-Kou avec 312 chevaux algériens.

Le Corps Expéditionnaire a également reçu : 70 chevaux australiens achetés à Singapour, 195 chevaux coréens et 300 chevaux annamites.

1° Chevaux barbes.

Les chevaux algériens, barbes, de la province d'Oran, qui avaient été embarqués sur l'Amiral-Baudin, ont supporté d'une façon remarquable la longue traversée d'Oran à Takou. Ils ont débarqué en excellent état et n'ont pas paru souffrir du passage brusque des chaleurs torrides de la mer Rouge

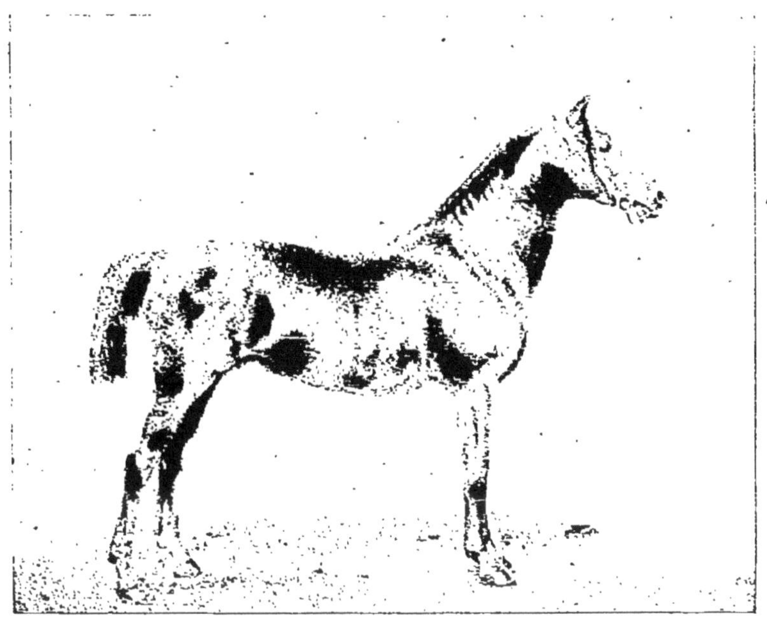

Cheval arabe (Armée française).

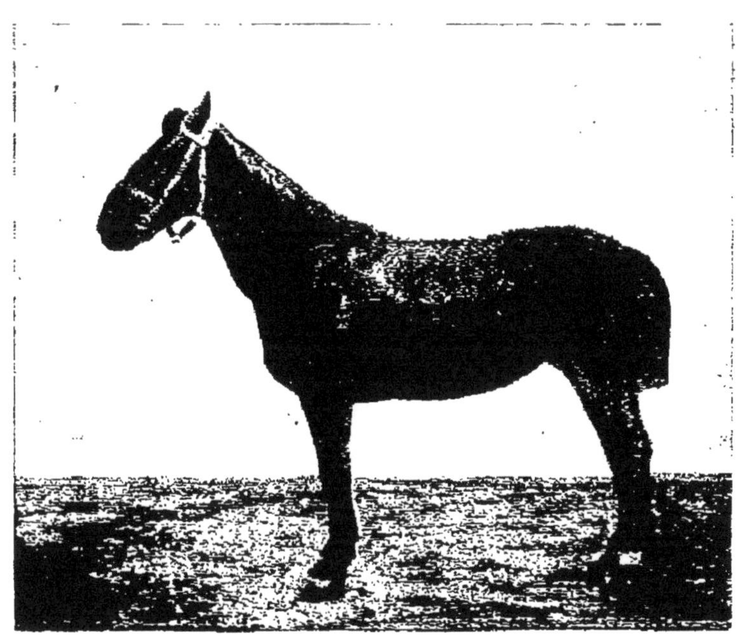

Cheval australien (Armée française).

et de l'Océan Indien à la température du Petchili. La mortalité considérable, qui a atteint les chevaux embarqués sur le « Notre-Dame-du-Salut », est due, en grande partie, à l'aménagement défectueux de ce bateau et aux mauvaises conditions hygiéniques auxquelles les animaux furent exposés pendant plus de quarante jours.

Depuis qu'ils sont en Chine, tous ces animaux ont montré, une fois de plus, leur facilité d'acclimatement et leur force de résistance aux variations atmosphériques.

En colonne, alors que le thermomètre descendait à 7° et même 10° au-dessous de zéro, ils ont couché fréquemment à la belle étoile, sans que l'on ait vu apparaître une seule affection des voies respiratoires.

Il y a lieu de faire remarquer cependant que des cas de fourbure se sont produits presque régulièrement pendant les nuits très fraîches, succédant à un vent violent du Nord. Les étapes se faisaient à peu près toutes au pas. D'un autre côté, la nourriture était composée de grains uniquement, et cette circonstance a eu une grande influence sur l'apparition de ces cas de fourbure.

De tous les chevaux qui se trouvent en Chine, les chevaux arabes sont avec les Américains les animaux qui se sont le mieux comportés et qui se sont maintenus en meilleur état.

Il est vraiment fâcheux qu'un plus grand nombre de ces chevaux n'ait été envoyé en Chine. Ils auraient constitué une excellente monture pour les officiers du Corps Expéditionnaire.

2° Chevaux australiens.

Ils constituent des montures assez élégantes et d'une bonne conformation. Leur taille est suffisante et ils possèdent un certain degré de sang qui les rend agréables comme chevaux de selle.

Malheureusement, ils demandent des soins particuliers et supportent mal le climat de la Chine.

Presque tous ont été plus ou moins influencés par les premiers froids et sont restés plusieurs semaines indisponibles par suite d'affections catarrhales des premières voies respiratoires.

Les chevaux australiens importés en Chine ont besoin d'être entourés de soins hygiéniques et doivent être mis d'une façon progressive au travail que l'on veut exiger d'eux, ce qui n'a lieu, le plus souvent qu'un an après leur arrivée.

Ils sont néanmoins incapables de fournir un travail pénible et de longue durée, de faire des colonnes par les températures basses que nous subissons.

3° Chevaux normands.

Deux batteries d'artillerie de Marine sont venues de France avec leurs chevaux d'officiers.

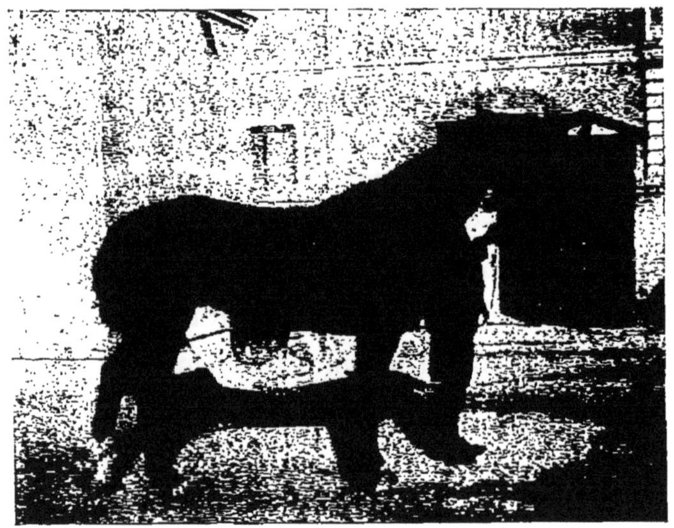

Cheval normand.

Ces chevaux, de race normande, ont très bien résisté au climat et sont en excellent état malgré le service pénible qu'ils ont dû fournir au début de la campagne.

4° Chevaux coréens.

Diminutifs des chevaux chinois, les coréens, en raison de leur très petite taille, ne sont pas aptes au service de la selle, mais très résistants comme animaux de bât. Malgré les nombreuses qualités qu'ils possèdent pour ce dernier service, ces chevaux n'auraient jamais dû être envoyés en Chine.

Ils rendent en Corée des services de premier ordre qui sont d'autant plus appréciés qu'il n'y a

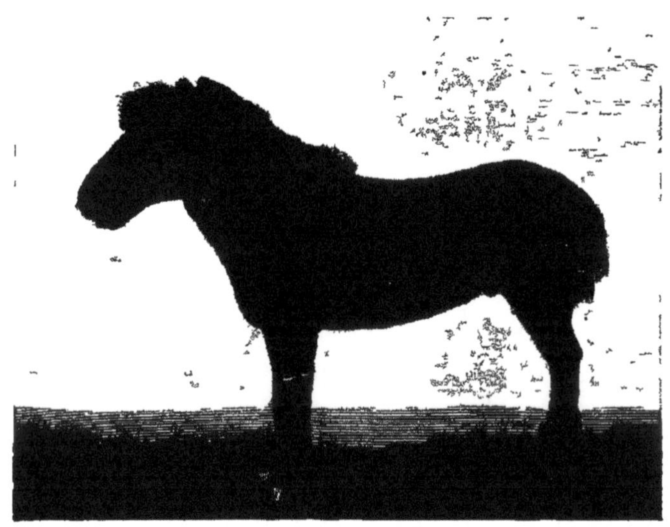

Cheval coreen (Armée française).

pas d'autres chevaux pour faire les transports. Mais il ne s'en suit pas pour cela qu'ils puissent se comporter de la même façon et rendre des services identiques dans un pays autre que le leur et dans lequel on a la ressource de se procurer des animaux présentant des qualités supérieures aux leurs.

Malgré leur force, leur énergie et leur rusticité, ils sont beaucoup trop petits (1^{m}, 10) et font mauvais effet à côté des animaux utilisés en Chine par le service des transports.

Certains se sont rapidement épuisés et les autres, étant devenus morveux, ont dû être abattus.

On doit justement leur faire le reproche d'avoir constitué un foyer de morve et d'avoir créé un danger redoutable pour tous les autres animaux du Corps Expéditionnaire.

5° Chevaux annamites.

Possédant les mêmes qualités de vigueur et de résistance que le coréen, le cheval annamite a l'avantage d'être moins petit ($1^m 18$ à $1^m 30$).

Sa silhouette élégante, son degré de sang, ses allures parfois brillantes font de lui un beau modèle de petit cheval de selle. Mais il est trop faible, trop grêle et de trop petite taille, en général, pour constituer une bonne monture de guerre.

Même en Indo-Chine où il rend cependant de grands services, il n'est réellement utilisable que monté par un poids léger.

Ces animaux ont prouvé qu'ils étaient déplacés en Chine. D'une part, ils n'ont pas suffisamment d'étoffe pour supporter les lourdes fatigues d'une campagne et sont trop faibles pour porter un cavalier européen avec son paquetage. C'est ainsi que pendant la marche sur Pékin, beaucoup d'entre eux sont morts de fourbure et de surmenage. D'autre part, le climat froid du Petchili ne leur convient pas du tout. Depuis le commencement de l'hiver, les uns ont été atteints d'affections des

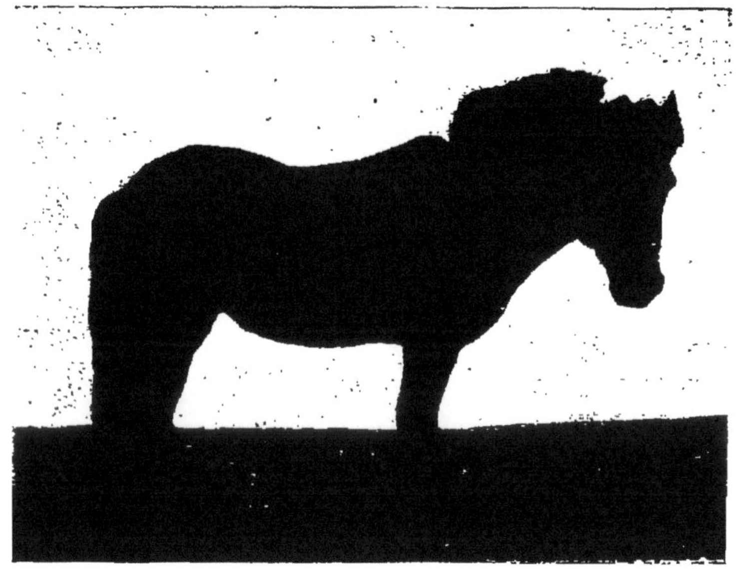

Cheval annamite (Armée française).

voies respiratoires, les autres ne sont guère sortis de leur écurie.

Ils sont enfin très méchants entre eux et sont souvent, lorsqu'ils se détachent ou s'échappent, la cause de désarroi dans les colonnes ou au bivouac.

Beaucoup de ces animaux, qui avaient été achetés en Cochinchine à la hâte et sans examen, ont dû être abattus comme morveux.

6° Chevaux chinois.

Les chevaux chinois sont presque tous d'une petite taille variant de $1^m,20$ à $1^m,35$. Les plus grands atteignent $1^m,38$, $1^m,40$ et même $1^m,42$. Beaucoup

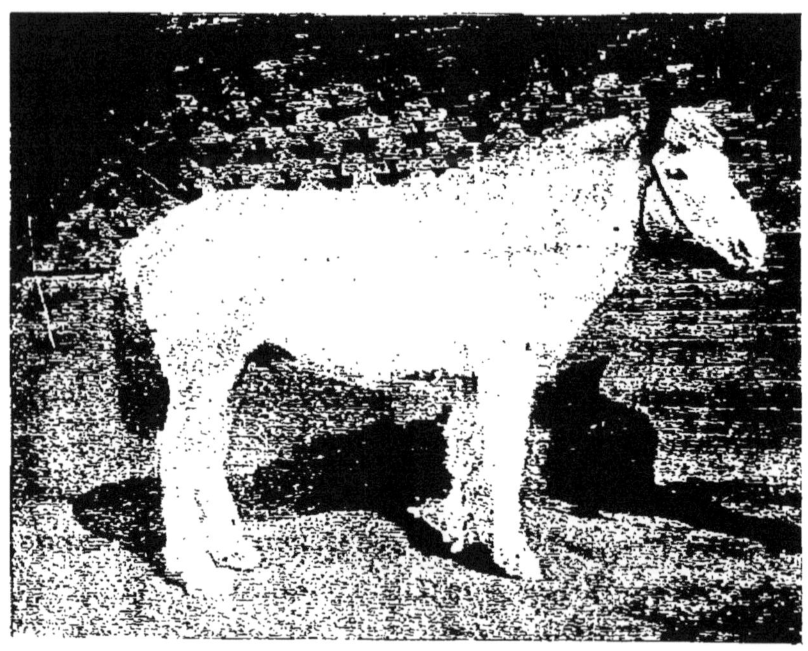

Cheval chinois propre à la selle.

sont épais, lourds, communs, à tête forte et épaisse, à encolure courte, à garrot bas, empâté, à croupe large, arrondie, puissante. La plupart de ces animaux ont une ligne de dessus défectueuse, mais leur poitrine est ample, leurs membres sains et robustes. Ils sont en général beaucoup plus propres au service du trait qu'à celui du bât ou de la selle et ils rendent pour cet emploi de grands services au Corps Expéditionnaire.

Cependant, il est facile de trouver un assez grand nombre d'animaux bien suivis dans leur dessus, à formes moins empâtées, à tête plus fine, à allures plus régulières et possédant, à un plus haut degré, les qualités d'énergie et d'endurance qui sont propres à la race chinoise.

Ces derniers animaux sont avantageusement utilisés au service de la selle. Si leurs allures ne sont pas toujours agréables, c'est surtout parce que leur dressage et leur entraînement sont insuffisants. Leur caractère, parfois difficile, cède rapidement à la douceur et se soumet volontiers et sans trop d'hésitation au dressage.

A Pao-Ting-Fou, ces animaux font le même service que les arabes et servent aussi aux compagnies d'infanterie montée.

Ils ont d'ailleurs été d'un grand secours dans certaines colonnes, au cours desquelles ils ont montré leurs qualités de fond, d'endurance à la fatigue, de sobriété et de rusticité.

Ils assimilent facilement une nourriture médiocre, parfois donnée parcimonieusement et fournissent néanmoins un bon travail. Mais ils se trouvent très bien de la ration de grains qui ne fait qu'accroître leur énergie et leurs forces.

Habitués à vivre en plein air, par les températures les plus rigoureuses, ces animaux sont, par excellence, aptes au service des convois et ne peuvent que rendre des services précieux en temps de guerre. Les poneys chinois sont surtout élevés en Mongolie où ils sont castrés et dressés.

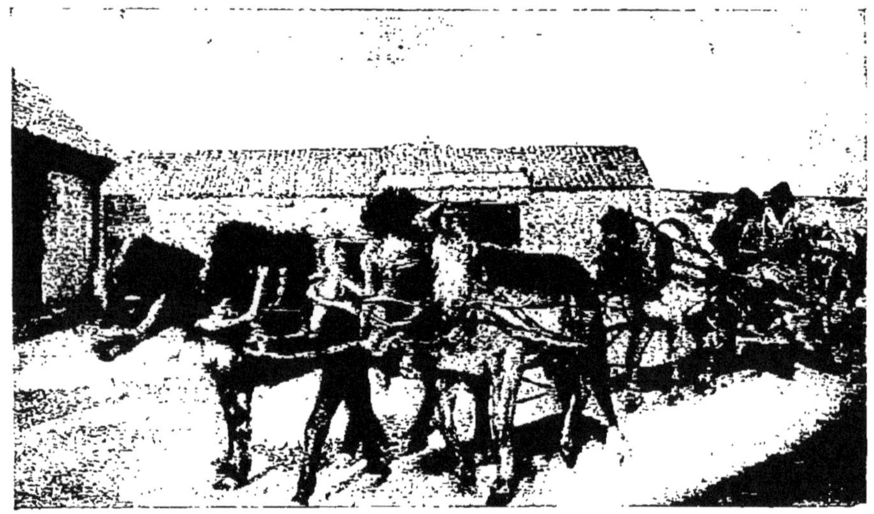

Attelage chinois.

Pour démontrer l'endurance de ces chevaux chinois, nous citons le fait suivant.

Le 20 février 1903, un raid fort intéressant a été couru de Tien-Tsin à Pékin, sur un parcours de 126 kilomètres. Cette épreuve avait été organisée par les officiers allemands de la garnison de Tien-Tsin. Les chevaux chinois y étaient seuls admis. Ils devaient recevoir une charge minimum de 73 kilogrammes et être en état de parcourir 2 kilomètres en dix minutes, le lendemain de l'épreuve.

Trente-huit concurrents ont pris part à l'épreuve : 7 civils, 19 officiers allemands, 6 officiers français et 6 officiers japonais.

C'est malheureusement par une véritable tempête que les cavaliers se sont mis en route, et, malgré cette condition défavorable, à laquelle s'ajoutait le mauvais état d'une route raboteuse, les résultats de la course ont été remarquables et pour ainsi dire inattendus.

On ne saurait évidemment comparer les chevaux chinois à certains pur sang de la course Bruxelles-Ostende (132 kilomètres). Cependant si l'on envisage l'ensemble des résultats, il se trouve — et c'est bien là une constatation imprévue — que la valeur moyenne du lot chinois (si l'on peut exprimer ainsi) a été tout à fait comparable à celle des concurrents de la course belge.

Comme vitesse moyenne le premier chinois a dépassé le 5e belge, et le 20e chinois a dépassé le 12e belge. La proportion des chevaux restés en route a été beaucoup plus faible que dans le raid Bruxelles-Ostende.

Le trajet, coupé par trois lieux de contrôle (Yang-Tsoum, Hou-Siou, Shin-ho) a été parcouru en 7^h^,33 par le premier et en 9^h^,07 par le vingt-troisième. Le train pour ce lot compact a donc varié de 16k,888 à 13k,821, et jusque-là les concurrents se suivent à quelques minutes d'intervalle. Les sept derniers sont arrivés avec des temps de 9h,26 à 12h,40. Enfin, quatre chevaux sont morts et deux se sont arrêtés en route.

Cette épreuve a prouvé qu'il était mauvais de pousser les chevaux chinois de façon excessive au début, toute allure exagérée les épuisant vite et forçant de ralentir dans la dernière partie du trajet. Ils sont, au contraire, capables de soutenir la même vitesse modérée d'un bout à l'autre.

Dans une course de ce genre avec les chevaux chinois, il convient, d'une manière générale, d'éviter tout arrêt, puisqu'on ne peut compter sur une accélération notable de vitesse pour rattraper le temps perdu.

De même, il n'est pas bon de pousser leur entraînement trop loin; une condition un peu haute et même un peu d'embonpoint paraissent préférables. Les chevaux arrivés premiers étaient bien en chair et presque gras. Ils étaient encore frais à leur arrivée ; tandis que les chevaux trop entraînés, bas d'état, ont moins bien réussi.

La préparation d'une telle épreuve comporte donc un entraînement plus prolongé qu'intensif et une alimentation substantielle.

« En somme — c'est le correspondant de Chine qui parle — tout le monde ici a été émerveillé, et je crois que les cavaliers d'Europe seront étonnés de l'endurance qu'a témoignée cette vaillante petite race mongole qui ne paye pourtant pas de mine, et dont les sujets valent de 80 à 100 francs. »

MULETS.

L'effectif en mulets venus de France, d'Algérie et de l'Indo-Chine a été de 2500 environ.

Certaines batteries d'artillerie de Marine de l'Indo-Chine ont les 2/3 de leur effectif constitués en mulets du Poitou, les mulets algériens formant le dernier tiers.

D'autres batteries d'artillerie de Marine venues de France comptent un grand nombre de mulets d'Algérie et de Provence ainsi que quelques animaux du Poitou et d'Espagne.

Les batteries de la Guerre ont également amené des mulets de toutes provenances fournis par les dépôts de remonte d'Arles, de Mâcon, de Mérignac et de Fontenay.

Le Train des Equipages a reçu 894 mulets provenant des dépôts d' :

Arles	1/2 de l'effectif.	309
Fontenay. . . .	1/6 »	103
Mérignac. . .	1/8 »	78

Agen.	1/13 de l'effectif.	47
Saint-Jean d'Angély.	1/15 »	42
Tarbes. . . .	1/17 »	38
Mâcon. . . .	1/18 » . .	22

1° Mulets du Poitou.

L'expérience a déjà démontré en Indo-Chine, à Madagascar, que, de tous les mulets de France,

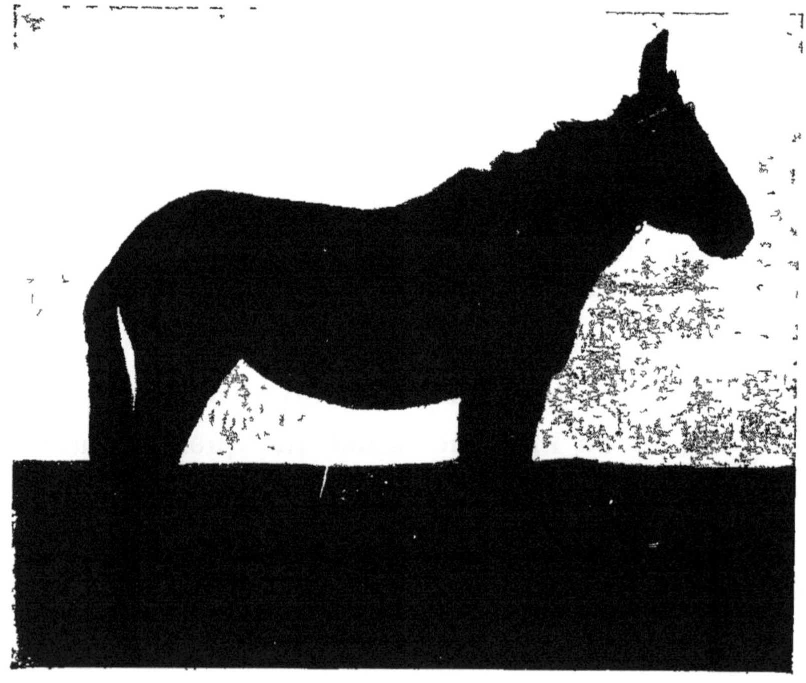

Mulet du Poitou.

celui du Poitou était par excellence l'animal de bât et de trait.

Avec sa grande taille et sa forte musculature, son extrême résistance à la fatigue et à l'usure, son caractère réfléchi et docile, sa sobriété et son facile acclimatement, il a prouvé qu'il était dans les colonies le seul animal sur lequel on puisse compter dans les moments difficiles et avec qui on puisse tout entreprendre.

Il présente sur le mulet algérien aux côtés duquel il vit en Cochinchine, au Tonkin, et à Madagascar, l'avantage d'être beaucoup plus puissant et plus résistant. Il vit également plus longtemps que lui. De sorte que, rendant le double de services comme durée et comme force, il est devenu l'auxiliaire le meilleur et le plus précieux de l'artillerie en Extrême-Orient.

D'ailleurs tous les officiers des batteries venus de l'Indo-Chine sont unanimes à dire que les mulets du Poitou se sont particulièrement bien comportés pendant l'expédition. Pendant les longues marches, ce sont eux qui ont montré le plus d'endurance et de force et les aptitudes les plus grandes à faire la campagne. Se contentant de n'importe quelle nourriture, ils se sont maintenus en bon état, malgré le travail pénible qu'ils fournissaient continuellement et les privations nombreuses qu'ils avaient à supporter.

Très peu de ces animaux ont été blessés et les blessures qui ont été observées ne présentaient, en général, aucun caractère de gravité.

Nous devons ajouter que, dans chaque batterie, 1/3 environ de ces mulets avait de 7 à 9 ans de colonies.

On doit toutefois reprocher à beaucoup de mulets du Poitou une certaine défectuosité qui porte un grand préjudice à ces animaux pour le service spécial du bât. On trouve en effet sur un assez grand nombre de ces animaux une ligne de dessus défectueuse. Le rein est souvent long, quelquefois mal attaché, creux. Les animaux ainsi conformés s'accommodent mal d'une charge trop lourde. Ce sont eux qui tombent le plus souvent dans les colonnes, principalement aux passages difficiles. Si, pendant les premières années de leur service, on ne les ménage pas, ils se ruinent prématurément et ne rendent plus par la suite que des services insignifiants.

A l'heure actuelle où l'industrie mulassière du Poitou est en pleine prospérité, on commence déjà à produire beaucoup d'animaux auxquels on ne peut plus adresser les mêmes reproches.

L'Institution d'un Stud-Book, le choix raisonné des producteurs et les soins éclairés et attentifs apportés à l'élevage de ces hybrides ont déjà contribué pour beaucoup à améliorer cette race qui est appelée à devenir, si elle ne l'est déjà, l'une des plus belles du monde.

2° Mulets d'Algérie.

Plus petits et plus légers que ceux de France, les mulets d'Algérie ne sont pas susceptibles de porter ou de traîner des charges aussi lourdes.

Pendant la marche sur Pékin, les mulets algé-

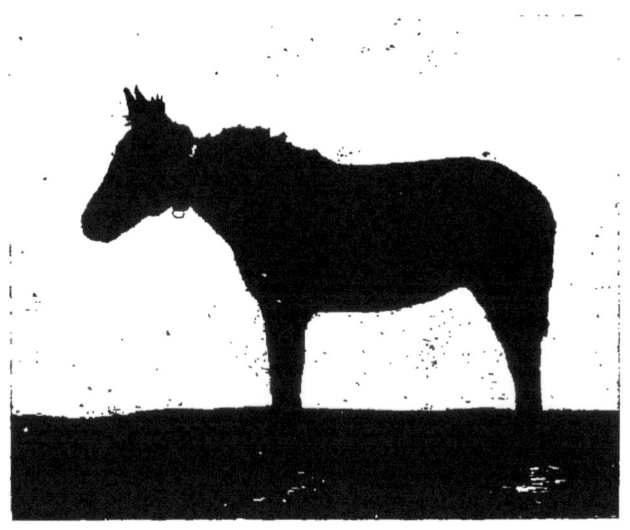

Mulet d'Algérie.

riens des 12e et 13e batteries de montagne souffrirent beaucoup. Les chutes par excès de fatigue et épuisement furent nombreuses pendant la route ; les blessures, par le harnachement, graves et le nombre d'animaux blessés, considérable. Ces mulets avaient déjà, il est vrai, un assez long séjour en Cochinchine.

D'autre part il ne faut pas oublier que ces animaux ne peuvent opposer à la lourde masse dont on les charge que le poids insuffisant de leur petit corps et qu'ils ne sont par conséquent nullement responsables du défaut qu'on leur reproche d'être trop faibles. Ce sont au contraire des animaux très résistants, bien trempés, solides et doués d'une grande énergie ; ils sont malheureusement d'un caractère assez difficile. Mais une de leurs grandes qualités est de s'adapter très rapidement aux divers milieux dans lesquels ils sont appelés à vivre.

Ils sont en somme très précieux en campagne à la condition de ne recevoir que la charge qu'ils sont capables de porter.

3° Mulets de Provence et des Landes.

Plus grand ; plus étoffé, mais moins bien suivi dans son dessus que le mulet d'Algérie, le mulet d'Arles a sur celui du Poitou l'avantage d'être mieux fait dans son dos et son rein et d'avoir une distinction plus grande.

Il lui est toutefois inférieur comme taille et comme volume. Il constitue néanmoins un excellent animal de bât et de trait.

Pour le service de la selle, il est un peu lourd et n'a pas suffisamment de sang.

Le mulet des Landes, au contraire, possède des qualités de distinction, de légèreté et un degré de sang qui en font un animal de selle à allures dégagées et ne manquant pas de brillant.

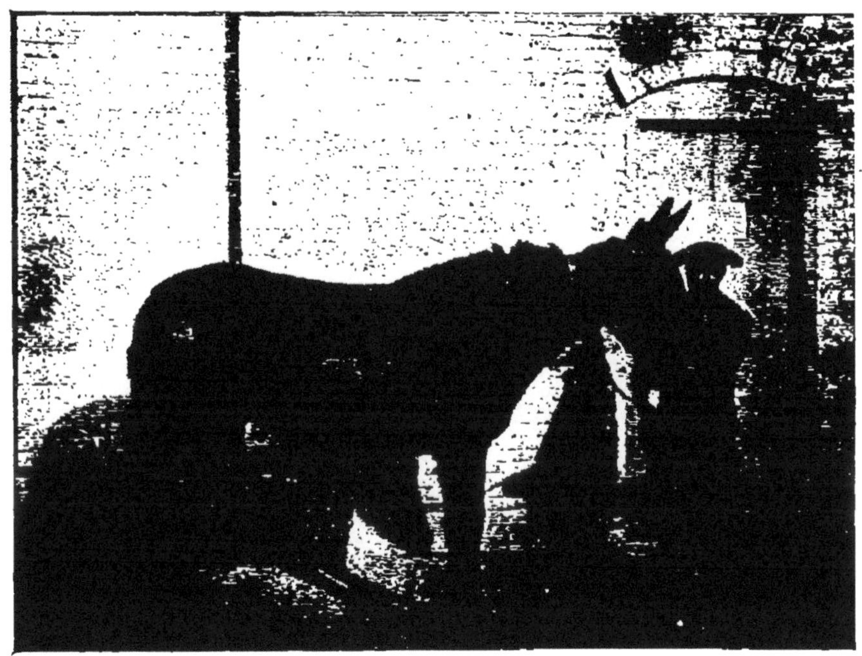

Mulet de Provence et des Landes.

La plupart de ces animaux, ayant eu beaucoup à souffrir, pendant la traversée, des coups de mer et de la mauvaise installation des bateaux, sont arrivés en Chine en assez mauvais état. Certains ont demandé pour se remettre des soins assez longs. A l'heure actuelle, ils sont tous en bonne condition.

4° Mulets Espagnols.

Le mulet espagnol tient le milieu entre celui de Provence et celui d'Algérie. Il a beaucoup de distinction et ses membres sont moins grêles que

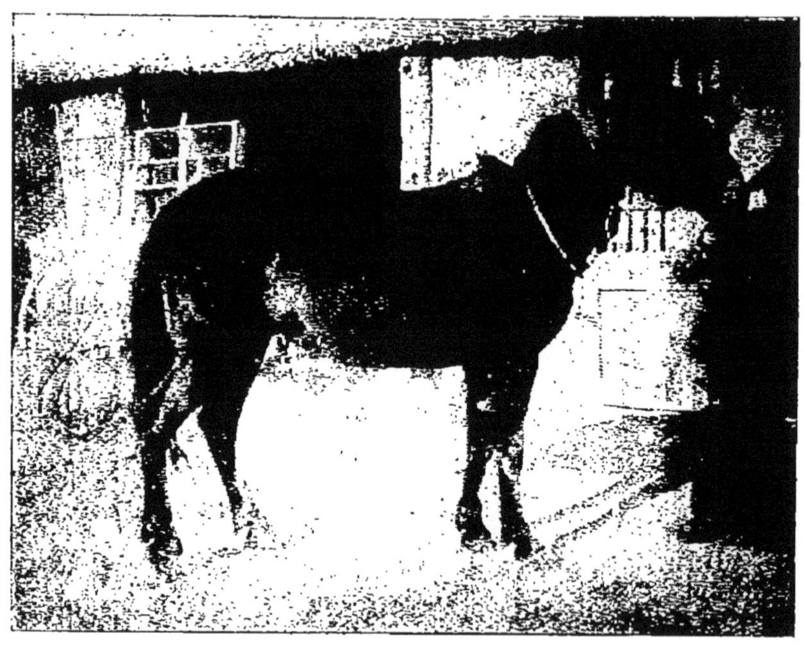

Mulet espagnol (Armée française)

ceux du mulet kabyle. Avec ses allures dégagées et brillantes, cet animal convient surtout comme mulet de selle. Les officiers du Corps Expédition naire l'ont toujours choisi comme monture. Il a fait preuve, comme les mulets français, de rusticité et de beaucoup d'énergie ; de plus, sa grande docilité en fait un animal de choix par excellence.

On peut conclure de tous les faits observés et des études entreprises que les mulets français, qu'ils viennent de France d'Algérie, ou d'Espagne résistent très bien aux températures froides du Petchili.

Quoique couchant souvent en colonne sur le sol nu, dehors ou sous des hangars ouverts de deux ou trois côtés, ces animaux n'ont présenté que de légères angines, affections bénignes dans la production desquelles le froid n'a joué qu'un rôle secondaire. La cause déterminante doit en effet être attribuée à l'infection gourmeuse qui sévissait sur des animaux nouvellement achetés et dont plusieurs n'avaient que 4 ou 5 ans.

Il a également été permis de constater que tous ces mulets joignent aux qualités d'endurance et de rusticité, celles d'être sobres et de s'accommoder rapidement de la nourriture qu'on peut mettre à leur disposition, sans que leur état général s'en ressente sensiblement.

C'est dire qu'ils ont tous, presque au même degré, les aptitudes nécessaires pour pouvoir être avantageusement utilisés en campagne.

5° Mulets Chinois.

Les mulets chinois, trouvés ou achetés sur place, présentent des types et des modèles de tailles différentes. Il est possible de les classer en 3 catégories :

1° Mulets de $1^{m}40$ et au-dessous.

Vigoureux, secs, nerveux, légers, susceptibles d'allures assez rapides, ces animaux sont bien bâtis dans leur ensemble.

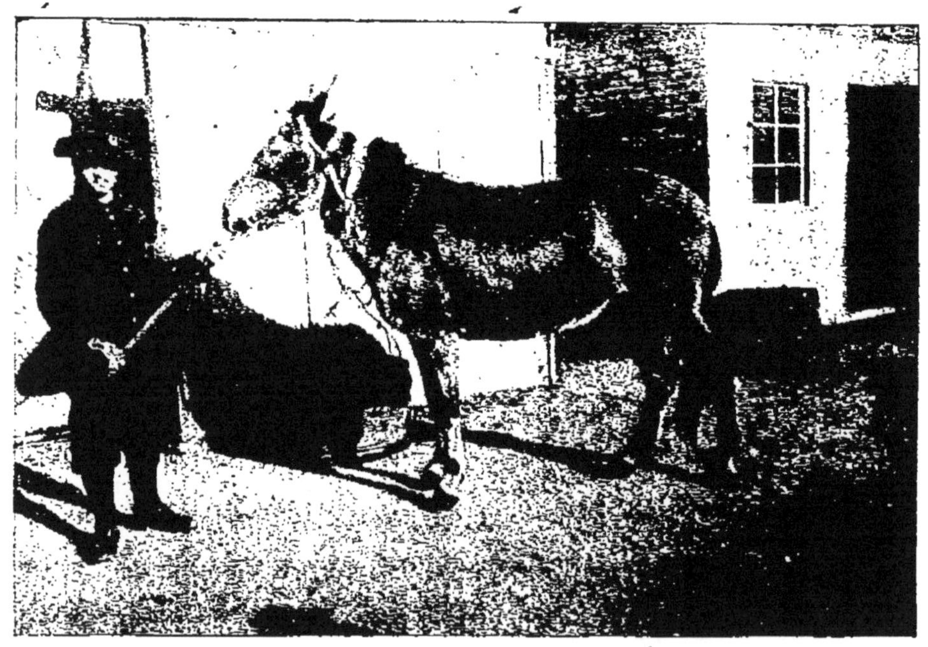

Mulet chinois de petite taille (Armée française).

Ils ont rendu et peuvent rendre des services inappréciables comme trait léger. C'est grâce à eux que les premiers convois de Pékin ont pu être faits ; et si le nombre des blessures par le harnachement a été très élevé, c'est à cause des moyens défectueux d'attelage et du peu de soins que ces animaux recevaient de leurs conducteurs improvisés.

2° Mulets de 1m40 a 1m50.

Dans cette catégorie, on trouve des animaux bien étoffés se rapprochant beaucoup de nos mulets d'Algérie et de Tunisie. Ils se distinguent surtout par un dessus particulièrement bien fait qui contribue à les rendre très aptes aux services du bât et du gros trait.

Les nombreux essais qui ont été faits dans les batteries de montagne tendent à démontrer que la taille de 1m 40 doit être regardée comme minima pour le mulet chinois de bât.

Les animaux, qui présentaient en effet une taille inférieure à celle que nous venons d'indiquer, n'ont pu, comme mulets d'artillerie de montagne, supporter les marches un peu pénibles.

Les animaux de 1m 50 peuvent être choisis comme mulets de pièce ou d'affût et ceux de 1m40 et au-dessus comme porteurs de roues ou de caissons.

Tous les animaux ainsi choisis ont porté leur charge sans excès de fatigue et ont très bien remplacé les mulets européens indisponibles.

On trouve encore dans cette catégorie des ani-

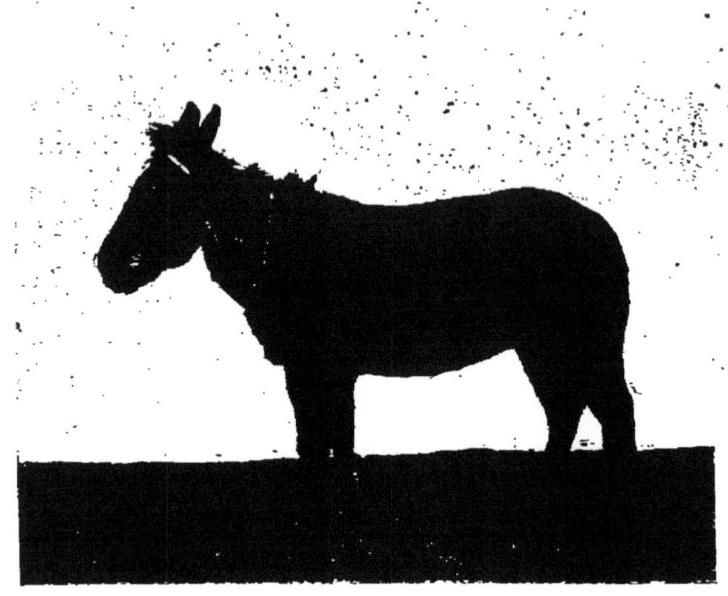

Mulet chinois de moyenne taille (Armée française).

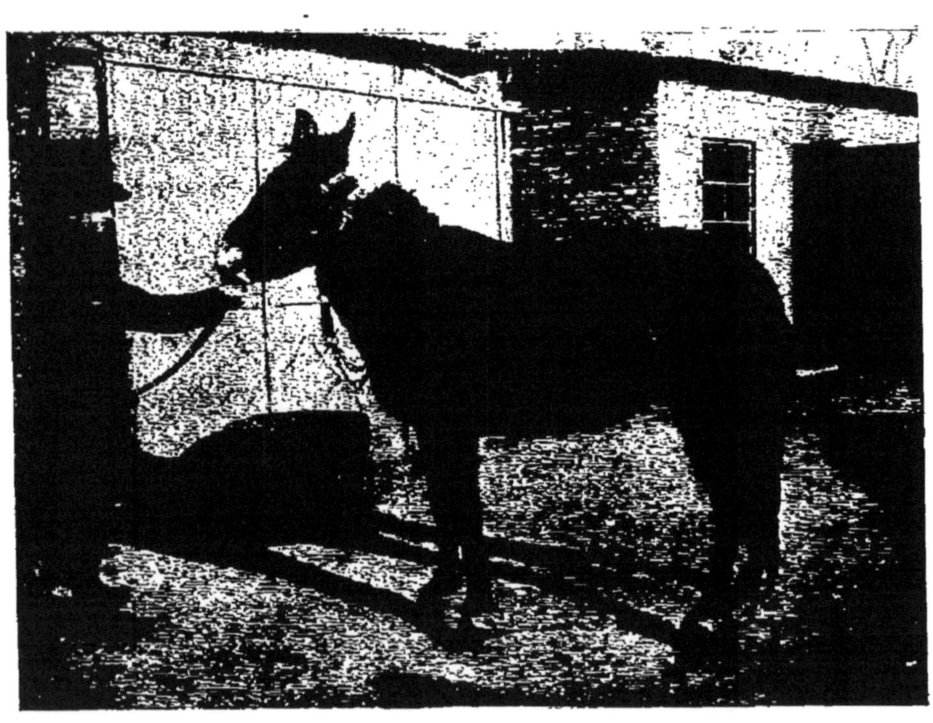

Mulet chinois de grande taille (Armée française).

maux légers aux formes élégantes qui peuvent être utilisés au service de la selle. L'expérience a démontré que ces animaux marchent bien et sont capables de fournir une route assez longue à la vitesse moyenne de 11 kilomètres à l'heure.

3° Mulets au-dessus de 1m 50.

Ils peuvent être utilisés à l'artillerie de trait. Ces mulets de grande taille sont assez rares. Il est cependant possible de s'en procurer dans les environs de 100 piastres.

Quelques-uns sont d'un beau modèle, élégants, très forts et font bonne figure à côté des mulets du Poitou.

En résumé, les mulets chinois ont rendu et rendent journellement de très grands services aux unités qui peuvent les utiliser. S'ils ont le défaut d'être parfois difficilement abordables, il faut reconnaître qu'ils cèdent toujours à la douceur et devant de bons traitements. D'ailleurs, leurs grandes qualités de sobriété, de rusticité et de résistance à la fatigue sont des garanties suffisantes pour qu'on leur accorde le mérite d'être très précieux sinon indispensables, dans une campagne en Chine.

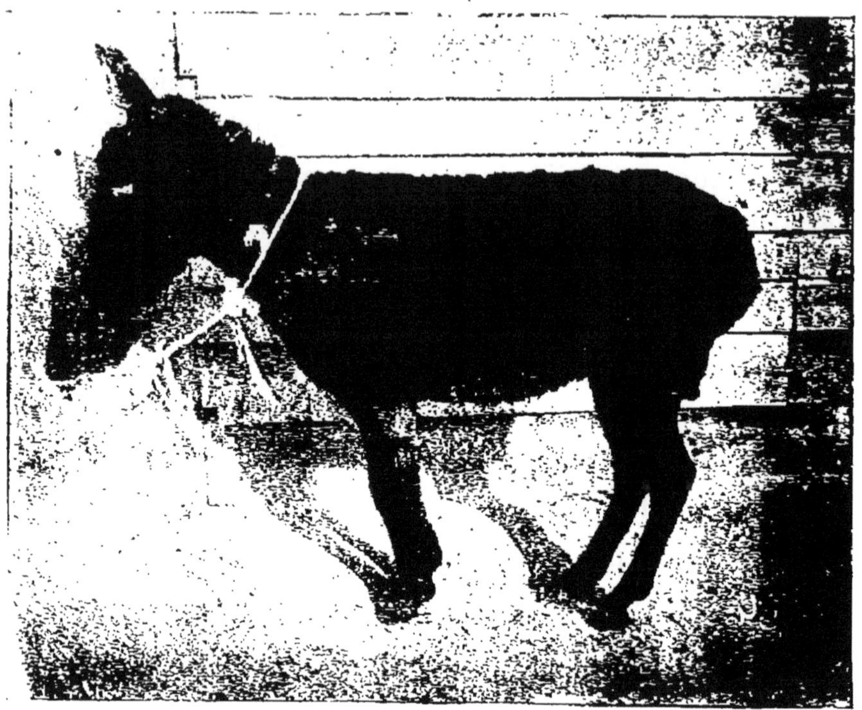

Ane chinois (petite taille).

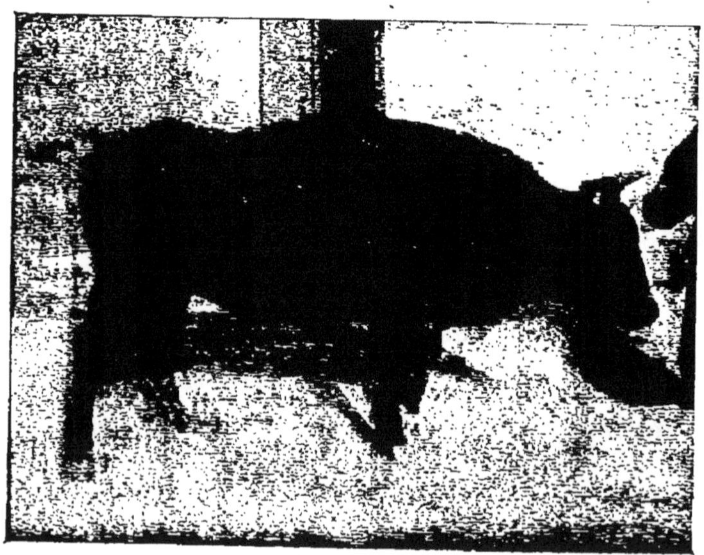

Bœuf chinois.

Anes chinois.

Il existe également des ânes dans le Petchili, mais ils n'ont pu être utilisés à cause de leur petite taille.

Bœufs de transport.

Des bœufs indo-chinois et des taureaux coréens ont été envoyés au Corps Expéditionnaire pour être utilisés au service des transports. Tous ces animaux sont morts de la peste bovine quelque temps après leur arrivée en Chine.

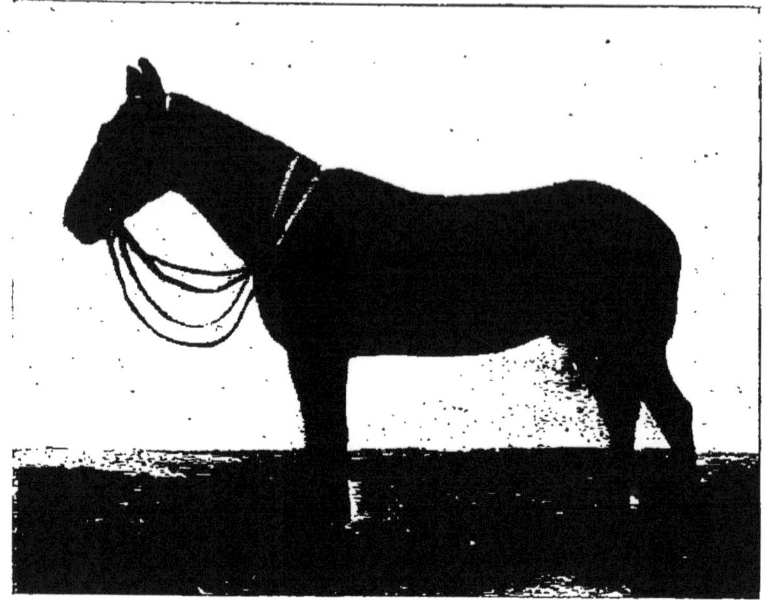

Cheval de pur-sang australien (Armée anglaise).

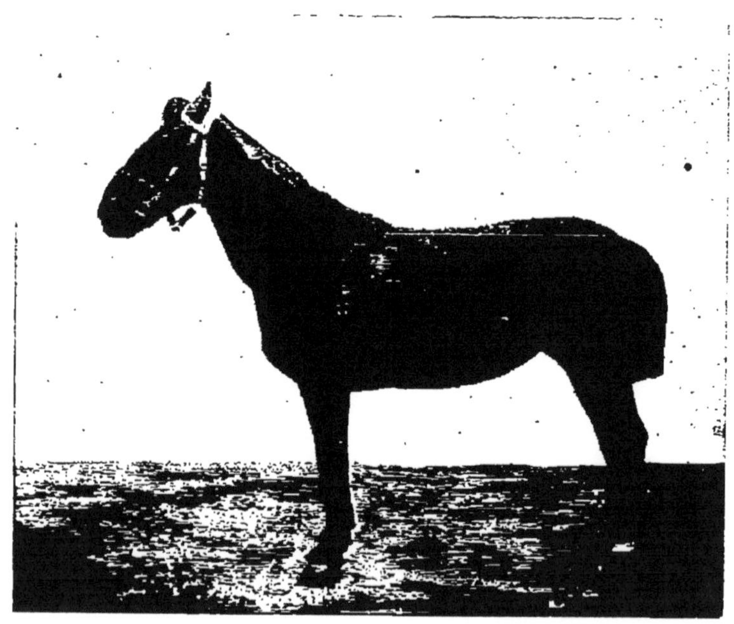

Cheval australien de troupe (Armée anglaise).

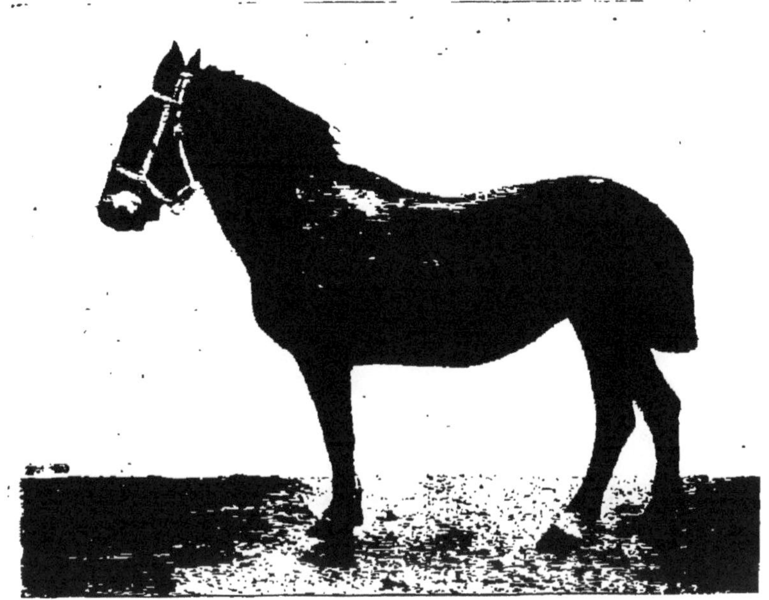

Cheval australien de trait (Artillerie anglaise).

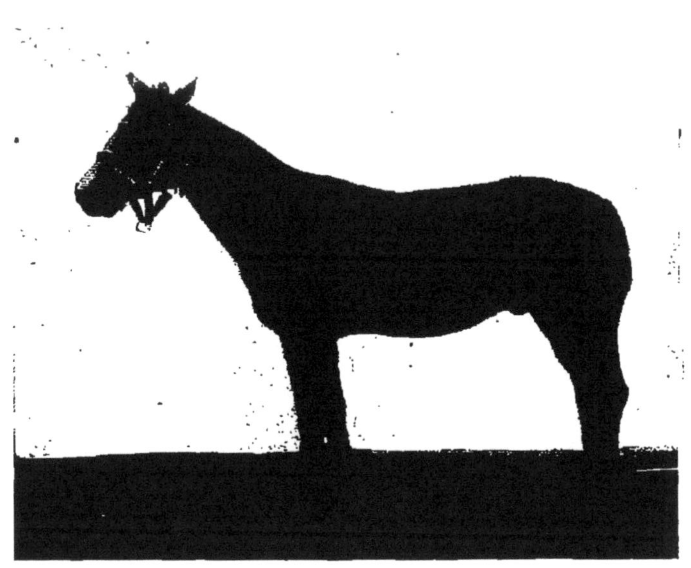

Cheval des Indes (cheval de cavalerie anglaise).

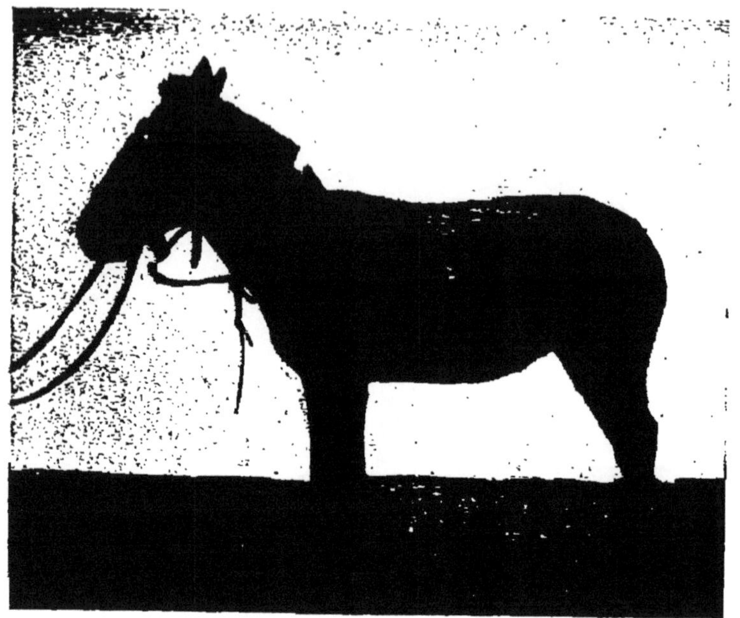

Mulet indien (Armée anglaise).

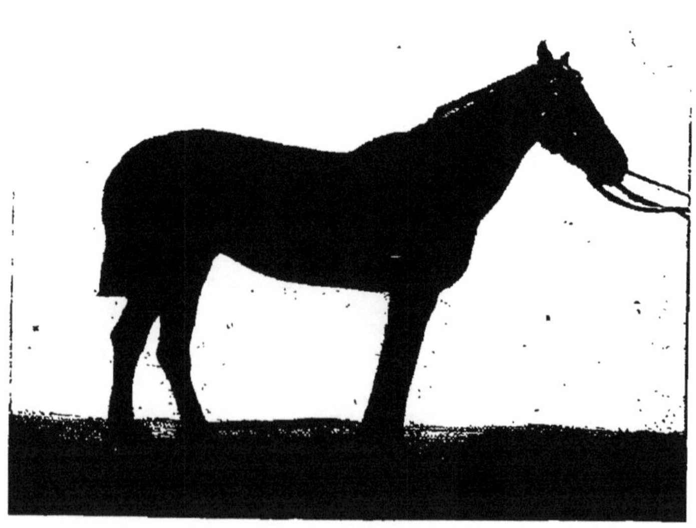

Croisement entre cheval de pur-sang anglais et jument des Indes.

CHEVAUX ET MULETS
DES PUISSANCES ÉTRANGÈRES

Armée Anglaise.

(3600 chevaux).

Les chevaux qui sont en Chine proviennent de l'armée des Indes. Ceux des batteries d'artillerie sont des animaux achetés en Australie. Ils sont appelés *Walers.*

Les chevaux de cavalerie (3e Lanciers) sont originaires de l'Arabie ou de la Perse. Ceux du 16e Lanciers sont nés aux Indes et résultent de croisements de chevaux de pur sang importés avec des juments du pays.

C'est dire qu'ils ressemblent énormément au cheval arabe, avec une taille un peu moindre pour les premiers, une conformation moins bien soutenue chez les seconds.

Les Walers ou chevaux d'artillerie de campagne, de façon générale, à l'inverse de la plupart des chevaux australiens, montrent plus de gros, sont plus communs et, quoique n'étant pas tous du

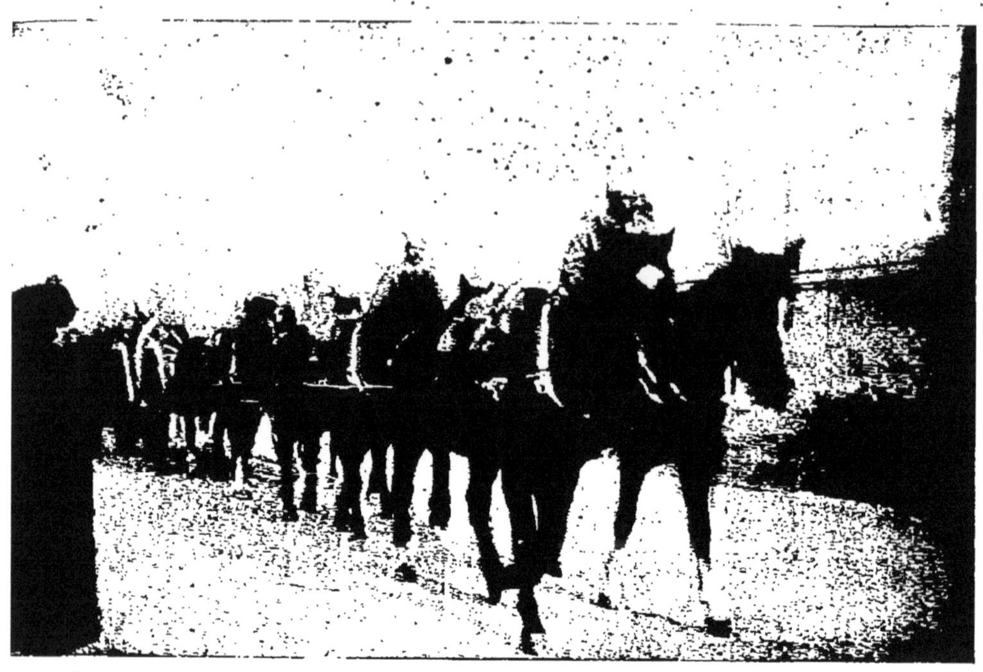

Artillerie anglaise (chevaux australiens).

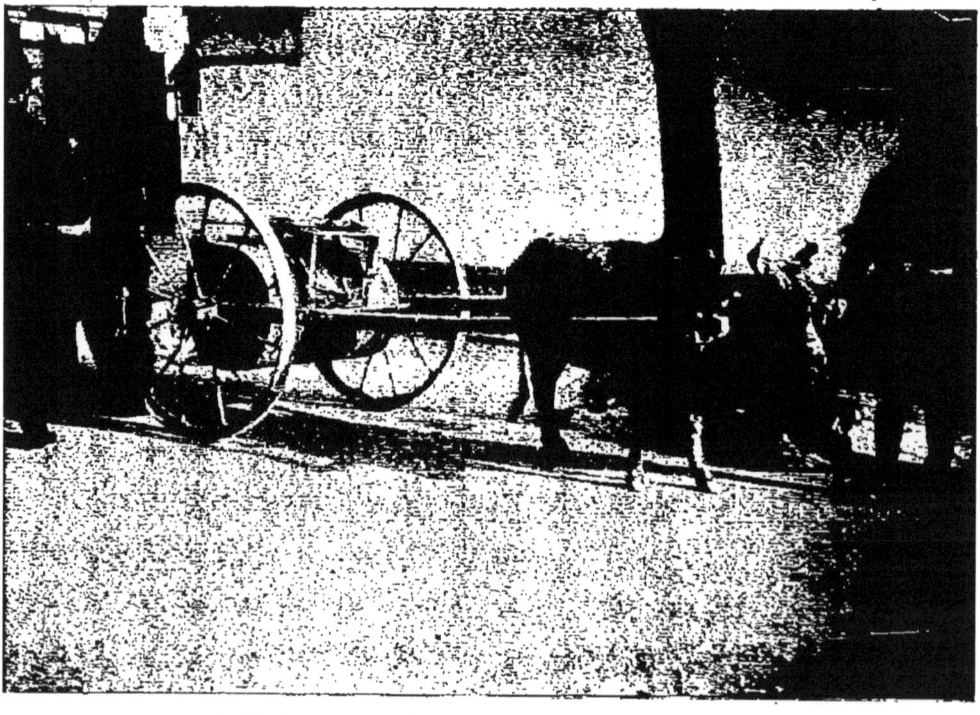

Bullock. — Bœuf indien attelé (Armée anglaise).

même type, ils représentent de beaux chevaux d'artillerie ave une taille de 1^{m}60 environ.

Les mulets, nés aux Indes, sont de petite taille et ne sont utilisés qu'au service des transports (bât et trait.

Quelques chevaux chinois sont également affectés à ce dernier service.

Tous les chevaux anglais sont entourés de soins minutieux. Logés dans des écuries généralement assez confortables, ils sont emmaillotés dans plusieurs épaisseurs de couvertures.

Beaucoup de chevaux de troupe ont souffert du froid et ont baissé d'état pendant les colonnes.

Il est bon de faire remarquer qu'ils ont beaucoup fatigué pendant les opérations qui aboutirent à la prise de Tien-Tsin et de Pékin et qui furent les plus pénibles de toute la campagne.

Les Anglais ont également amené en Chine un certain nombre de bœufs à bosse, couleur gris-cendré, appelés « bullocks », qui ont été employés comme animaux de trait.

La petite race, 1^{m} 30 environ, vient de Birmanie. On a été mécontent de leurs services. Le froid les fait souffrir beaucoup.

La grande race, 1^{m}60, s'est mieux comportée.

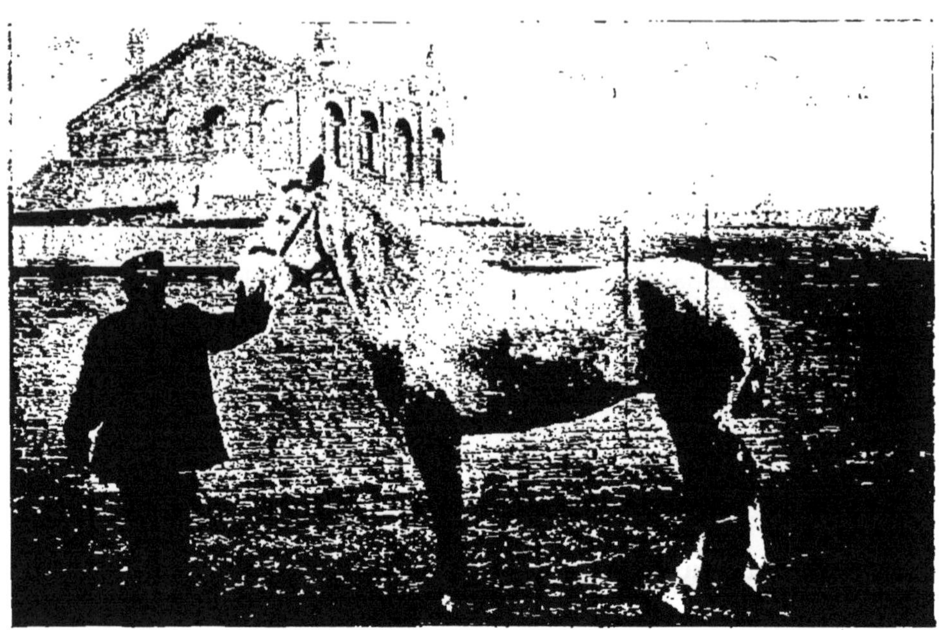

Cheval américain (Armée allemande).

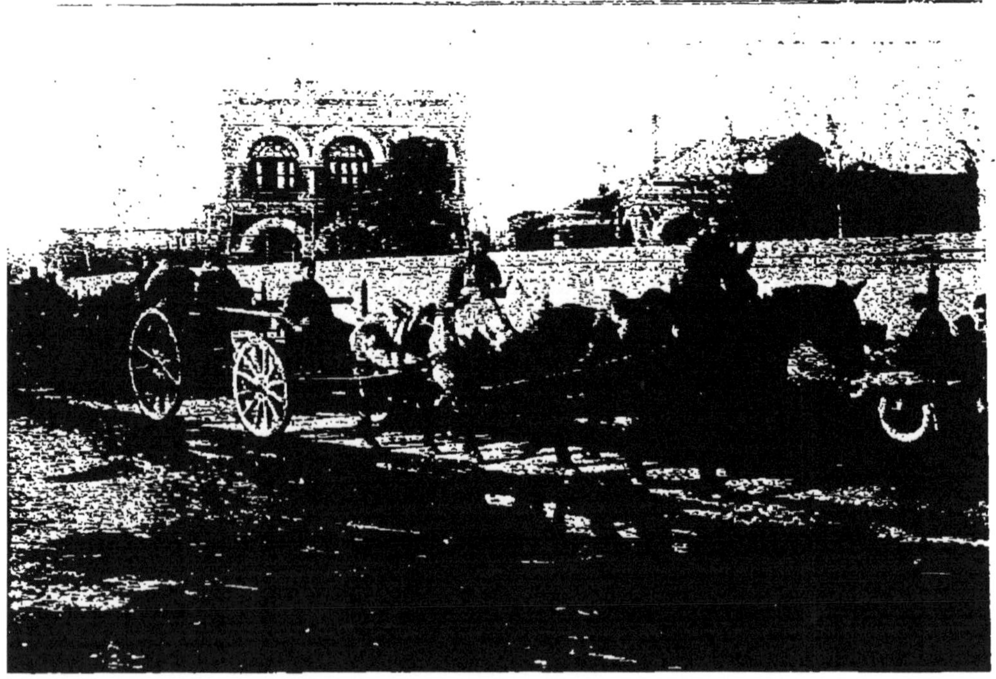

Mulets américains (Armée allemande).

Armée Allemande.

L'effectif en chevaux et mulets est de :

2500 chevaux australiens,
2000 » américains,
1500 mulets américains.

Cette armée n'a aucun cheval venant d'Allemagne.

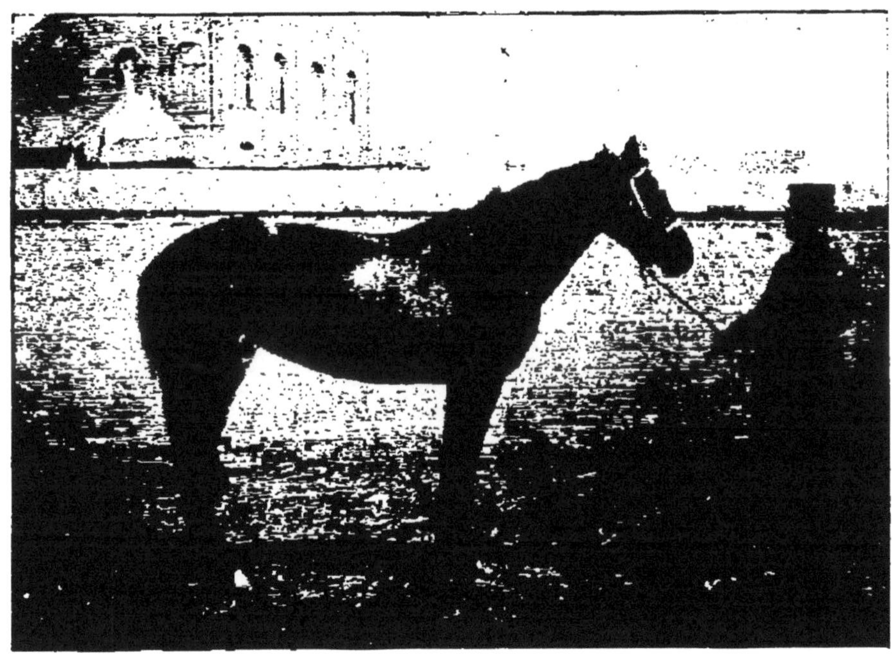

Cheval Australien (Armée allemande).

Ses chevaux proviennent d'achats faits en Australie et aux États-Unis.

Ceux qui viennent de l'Amérique du Nord ont été achetés à San-Francisco par une Commission

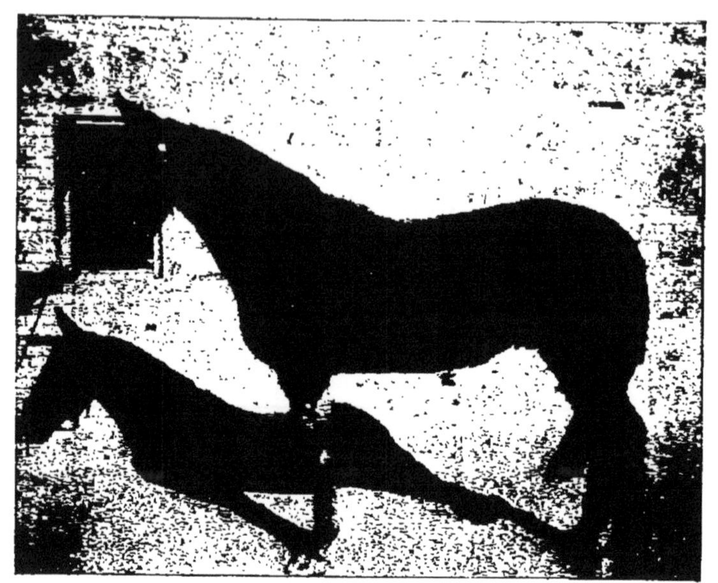

Cheval américain (Armée américaine).

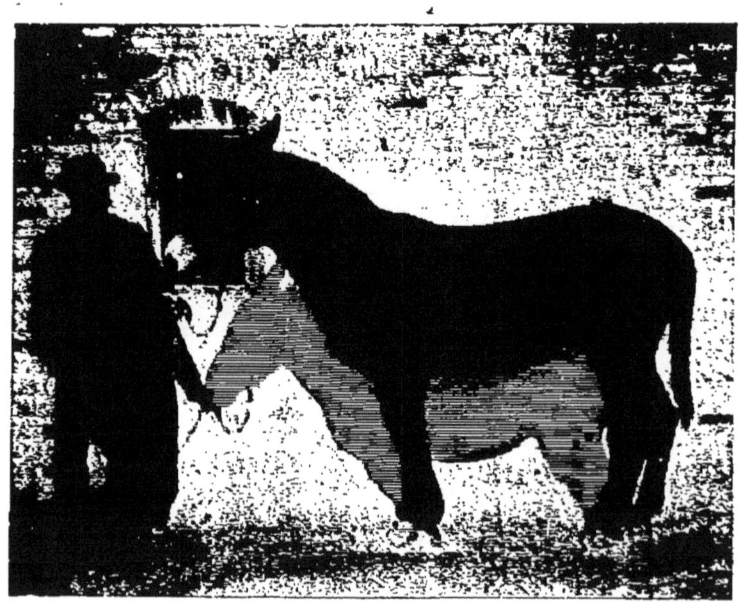

Mulet américain (Armée américaine).

dont le directeur du service vétérinaire de Chine faisait partie. Ils sont d'un modèle différent, certains ressemblent à des chevaux d'omnibus, d'autres à des chevaux de cavalerie.

Ces chevaux et les mulets provenant du même pays ont rendu des services et supporté le climat convenablement.

On ne peut pas en dire autant des chevaux achetés en Australie. Ils sont également de taille et de modèle différents, quoique la plupart bâtis en chevaux de selle. Ils sont généralement distingués et montrent qu'ils ont du pur sang dans les veines, quelques-uns même sont près du sang. Beaucoup d'entre eux ont le front bombé. Mais le reproche capital et général à leur faire est qu'ils manquent pour la plupart de charpente, de musculature et de membres.

D'ailleurs toutes les remarques que nous avons faites précédemment au sujet des chevaux achetés par les Français à Singapour s'appliquent en tout point à ces animaux. La plupart rendirent des services médiocres.

Les Allemands ont beaucoup utilisé les chevaux chinois dont ils se sont servis pour remonter certaines catégories d'officiers et les hommes de quelques compagnies d'infanterie.

Les services rendus par ces dernières montures sont très appréciés.

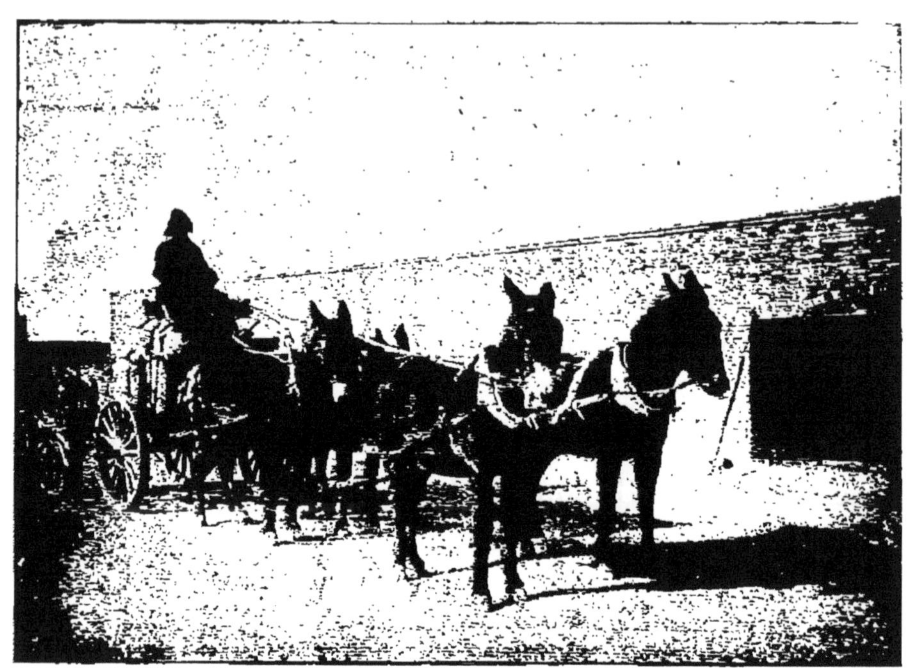

Mulets américains (Armée américaine).

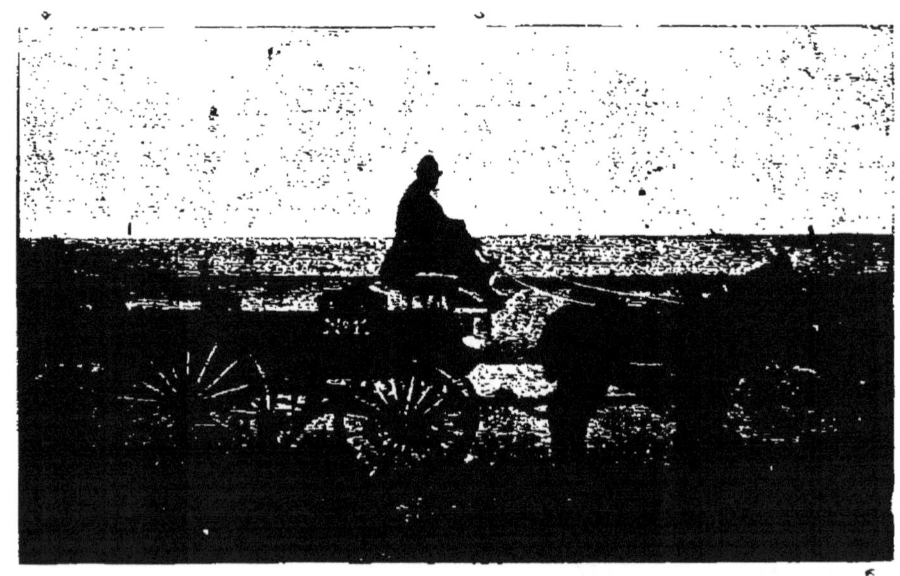

Mules américaines (Armée américaine).

Armée Américaine.

Au début de la campagne, ils avaient :

1 régiment de cavalerie à 1500 chevaux,

1 batterie d'artillerie montée à 112 chevaux,

1 section du train à 1000 mulets ou mules.

Actuellement, l'effectif est de 600 mulets ou mules et 500 chevaux.

Les chevaux proviennent du Missouri et du Kausas. Ils ressemblent beaucoup à nos anglo-normands, d'une taille de $1^{m}60$ environ, ils sont un peu moins forts, à membres un peu plus grêles ; l'encolure est généralement plus rouée.

Au commencement de l'hiver, une partie fut envoyée aux Philippines.

Ces animaux se sont bien comportés en Chine.

Un certain nombre de chevaux chinois, achetés au début, ont été réformés comme insuffisants.

Armée Japonaise.

2 escadrons de cavalerie, 300 chevaux,

3 batteries d'artillerie, 450 chevaux,

Transports et Train des équipages, 1050 chevaux.

Les Japonais n'ont pas de mulets, mais une grande quantité de chevaux chinois.

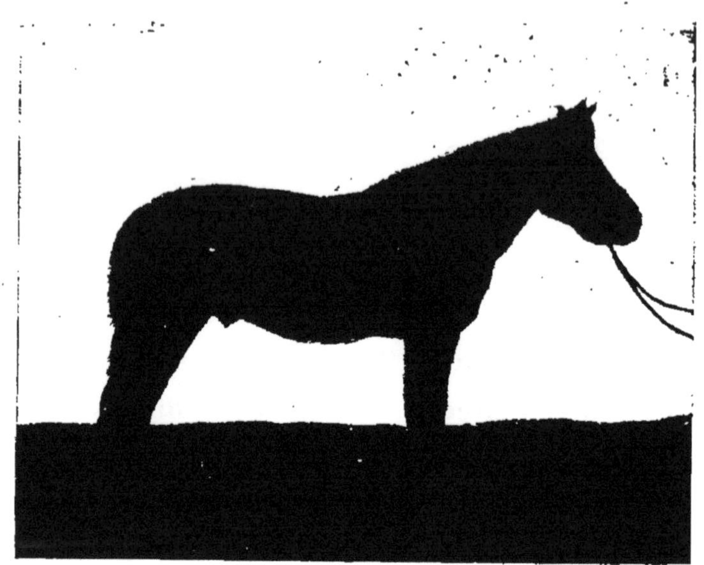

Cheval japonais (Armée japonaise).

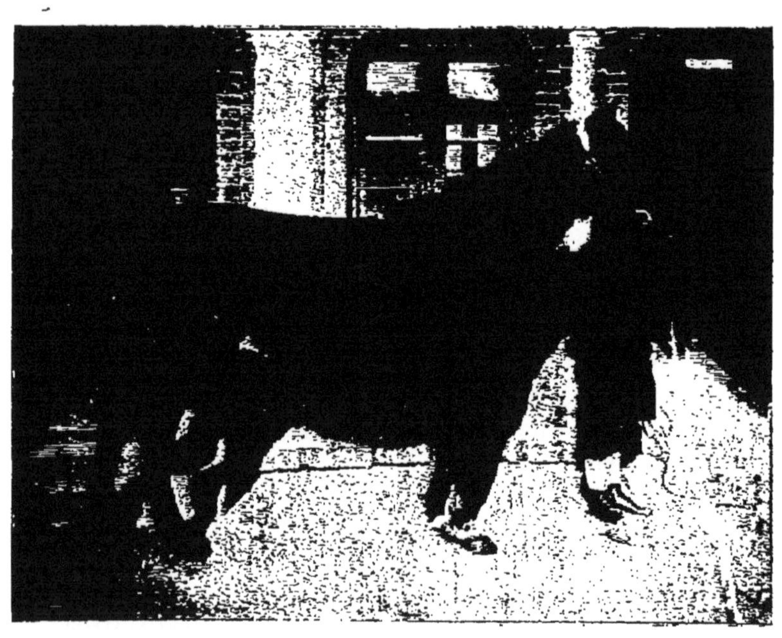

Cheval japonais
résultant d'un croisement entre cheval arabe et jument du pays
(Armée japonaise).

Tous leurs chevaux sont originaires du Sud-Ouest du Japon et sont nés dans les environs de Hirosima.

Ce sont des animaux de 1m35 à 1m40, enlevés, à membres grêles, à aplombs souvent défectueux, d'un dessus mal soutenu, à tête un peu lourde.

Il y a dans l'armée japonaise quelques chevaux « *améliorés* ». Ces animaux, dont la taille varie de 1m45 à 1m50, sont normalement conformés, quoique parfois un peu longs et grêles. Ils proviennent du croisement de la jument japonaise avec des étalons de race barbe ou arabe.

Ces chevaux sobres et résistants sont excellents pour les Japonais qui sont de petite taille et qui ne pèsent pas beaucoup.

Armée Russe.

L'armée russe a employé pour sa cavalerie, et son artillerie des chevaux sibériens qui ressemblent beaucoup aux poneys chinois ; ils sont cependant un peu moins longs, à contours plus arrondis. Entre les mains des cosaques sibériens ils sont d'excellents animaux de guerre parcourant de grandes distances, toujours en bon état, se moquant de la fatigue et des intempéries.

Les Russes ont employé également des chevaux chinois en grande quantité.

Armée Italienne.

Les Italiens ne possèdent en Chine que deux batteries d'artillerie : une à Tien-Tsin et une autre à Pékin. Ces batteries sont attelées avec des mulets chinois. Ils n'avaient pas de cavalerie.

Armée Autrichienne.

Les Autrichiens n'ont en Chine que des marins qui font partie de la flotte.

2° HYGIÈNE

Alimentation.

Au début de la campagne et principalement pendant la marche sur Pékin la nourriture des animaux fut abondante, composée de sorgho, de blé en grains trouvés dans les villages, de maïs, de petit mil coupés sur pied et distribués comme fourrages.

Mais, à partir de l'installation à Pékin, les animaux qui auraient dû se remettre de leurs fatigues baissèrent au contraire d'état. L'irrégularité des distributions et l'insuffisance des fourrages, comme qualité et comme quantité eurent une influence fâcheuse sur la santé des chevaux et des mulets

Aucun tarif de rations n'étant appliqué, aucune distribution régulière n'étant faite, les différents corps de troupe furent obligés de nourrir les animaux suivant les ressources qu'ils pouvaient se procurer. Les grains donnés en quantité insuffisante, souvent mal composés, mal conservés et charançonnés, eurent un effet désastreux sur l'état général des animaux qui présentèrent, à ce moment, des troubles digestifs.

Le fourrage, surtout, ne pouvait être donné en quantité suffisante.

Dans les premiers jours d'octobre, les distributions commencèrent à Pékin, composées de grains très médiocres et d'une ration de paille insuffisante. Le riz distribué par le service administratif était vieux, charançonné, très poussiéreux.

Ce n'est qu'en novembre que les distributions furent faites d'une façon régulière, à Pékin, avec des grains de bonne qualité et d'après le tarif suivant :

5 kilogrammes de paddy ou de sorgho; 6 kilogrammes de paille : grands animaux, chevaux chinois.

3 kilogrammes de paddy ou de sorgho; 4 kilogrammes de paille : chevaux annamites.

A partir de ce moment, les grains distribués ont été, très rarement de l'avoine et de l'orge, plus communément du maïs et du paddy, ordinairement du sorgho.

Dans les autres centres où se trouvaient des troupes, l'alimentation des animaux fut assurée beaucoup plus rapidement et avec des denrées de bonne qualité provenant de France, de l'Indo-Chine ou du pays.

Un ordre général à la date du 27 septembre 1900 fixe de la façon suivante le taux de la ration des animaux :

Grands chevaux et mulets.

Orge, avoine, paddy ; son avec foin : 5 kilogrammes de l'un ou de l'autre ou mélangés. Maximum d'orge à délivrer : moitié ; 3 ou 6 kilogrammes de paille de riz ou de maïs.

Petits chevaux.

Orge, avoine, paddy ; son avec foin : 3 kilogrammes de l'un ou de l'autre ou mélangés. Maximum d'orge à délivrer : moitié ; 2 ou 4 kilog. de paille de riz ou de maïs.

Le 29 décembre 1900, en raison des froids de l'hiver et du travail fatigant auquel certains animaux étaient soumis, la composition de la ration est modifiée par une annexe à l'ordre général N° 13 et arrêtée de la façon suivante :

	GRANDS CHEVAUX et mulets	CHEVAUX CHINOIS.	CHEVAUX CORÉENS.	CHEVAUX ANNAMITES.
	kilogr	kilogr	Kilogr.	kilogr.
Foin.	3 500	2 000	1 500	1 500
Paille	3 500	2 000	1 500	1 500
Avoine. . . .	0 800	»	»	»
Orge.	1 200	»	»	»
Paddy. . . .	3 500	4 000	3 500	3 000

Suivant l'état des approvisionnements des différentes places, il pourra :

1° Etre substitué 1 kilogr. 200 de grains divers à 1 kilogr. 200 d'orge ;

2° Il sera substitué 5 fois par mois aux dates choisies par les unités, 1 kilogr. 200 de son à 0 kilogr. 800 d'avoine.

Qualités des denrées fourragères, exotiques ou locales.

Dans les endroits situés à proximité des centres d'approvisionnement, les denrées mises en distribution sont : l'avoine, le paddy, le foin comprimé en balles et la paille de riz.

Avoine de provenance européenne, bonne.

Orge d'Algérie, bonne.

Paddy de l'Indo-Chine ou du pays, passable, très poussiéreux; quelquefois mélangé de matières terreuses.

Foin de France, bon.

Dans certaines places qui n'ont pas, en quantité suffisante, les denrées précédentes et surtout pendant les colonnes et les convois, on distribue aux animaux des grains et du fourrage trouvés dans le pays.

Les ressources locales sont en général assez abondantes et assez variées. Elles consistent en graines de : sorgho, maïs, orge, blé, paddy, millet, mil, kao-lien, lu-to et en fourrages constitués par du foin du pays, de la paille de riz ordinaire et de montagne, de la paille de froment, de millet à balai, de moyen et de petit mil, de maïs et des fanes de patates et d'arachides.

1° *Sorgho rouge ou blanc ou gros mil.* — Bon aliment, suffisant pour entretenir les animaux en bon état, surtout ceux qui sont mis à des travaux pénibles. Il constitue l'alimentation habituelle des animaux du pays. Les mulets et chevaux européens s'y habituent rapidement. Il produit quelquefois un effet laxatif.

2° *Maïs.* — Le maïs (panza) roux et blanc est beaucoup employé pour la nourriture de nos animaux, surtout sur la ligne d'étapes de Pao-Ting-Fou à Tien-Tsin. Il est généralement de bonne qualité, très appété par les animaux ; mais, comme il est très dur, il est nécessaire de le concasser avant de le distribuer.

3° *Orge.* — L'orge (van-ta-maï) du pays est d'assez bonne qualité, mais elle est plus rare que le maïs et le sorgho.

4° *Blé.* — Le blé du pays est à grains petits, irréguliers, d'assez bonne qualité. Il a été surtout employé par les animaux de Pékin, au début de la campagne. S'il entre seul dans la ration, il ne tarde pas à échauffer les animaux et les prédispose aux congestions.

5° *Paddy.* — Le paddy (peï-mi), qui vient du sud de la Chine, est très poussiéreux, mais si on prend soin de le pelleter et de le laver, il constitue une bonne denrée pour les animaux qui sont habitués à consommer ces grains. Les mulets et chevaux le mangeaient tout d'abord avec peu de goût et souvent ne le consommaient qu'après avoir mangé leur paille. Mais ils se sont rapidement habitués à cette nouvelle nourriture qui, quoique moins azotée que l'avoine et l'orge, est très nourrissante et produit rarement des troubles digestifs. Néanmoins l'usage du paddy nous paraît contre indiqué au Petchili, en raison de sa provenance. Le sorgho et le maïs, étant l'objet d'une production importante dans le nord de la Chine, doivent lui être préférés : leur vateneur en principes azotés est plus élevée, et leur valeur marchande est bien inférieure à celle du paddy.

6° *Millet.* — Cette graine est assez goûtée par les animaux, mais, étant très petite, elle est avalée sans avoir été mâchée, ni écrasée et traverse l'intestin sans être digérée ; de sorte qu'elle n'est d'aucun profit pour les animaux.

7° *Kao-lien.*— Petite graine de couleur jaune, de la grosseur du mil, souvent renfermée dans une coque brune. Elle est produite par une sorte de grand roseau très dur (tchudo) dont on ne peut se servir que pour la couverture des habitations.

8° *Lu-to.* — Espèce de petits pois de la grosseur des vesces de France, dont la couleur varie du vert clair au brun foncé.

Ces dernières graines sont acceptées par les animaux. On trouve encore un petit haricot noir et du sarrasin, ainsi qu'une espèce de forme de haricots appelée (tou-fou) que les animaux appètent bien.

9° *Foin du pays.* — Il est composé en majeure partie de graminées, de joncées, de carex coupés tardivement et ayant perdu une partie de leur valeur alimentaire. Quoique poussiéreux comme tous les produits du sol de la contrée et sans arome, ce fourrage est assez bon ; sa récolte se fait en juin, avant la période des pluies. Les chevaux du pays, ou autres, appartenant aux Européens, s'entretiennent fort bien avec ce fourrage. On pourra l'employer pour nourrir les animaux du corps d'occupation.

Dans le courant des mois de juin et de juillet, le service des subsistances a distribué des foins du pays en remplacement de paille.

10° *Paille de riz.* — Poussiéreuse, mais bonne. On en trouve quelquefois qui présente des moisissures.

11° *Paille de riz de montagne.* — Petite, courte, assez bonne.

12° *Paille de froment (t'sao).* — Elle est très courte parce qu'elle est chaumée. A part celle qui vient à proximité des marais, cette denrée est de bonne qualité. Dans les environs de Yang-Tsoum, on rencontre une assez grande quantité de paille de blé dépiquée et mise en meules. Elle est très fortement écrasée et par suite peu dure. Malgré cela, les chevaux ne paraissent pas en être très friands.

13° *Fanes d'arachides.* — Fourrage excellent, très appété. Il est recommandé pour les chevaux et les mulets un peu échauffés à cause de sa teneur en matières oléagineuses. Il est à regretter que cette denrée n'ait pas été distribuée aux animaux du Corps Expéditionnaire.

14° *Paille de millet à balai : de moyen et de petit mil.* — Elle est constituée par des tiges de millet arrivées à maturité de grain. Ces tiges sont pourvues de leurs feuilles et parfois d'une certaine quantité de grains. Mais la plupart sont trop grosses et trop dures. Les parties les plus basses de la tige forment un véritable petit roseau. Cette denrée est cependant bien mangée par les chevaux et surtout par les mulets. Elle paraît avoir une certaine valeur nutritive.

15° *Paille de maïs.* — Les chevaux et mulets en sont très friands, principalement des feuilles, même lorsqu'elles sont desséchées.

16° *Fanes de patates.* — Elles sont moins appétées que celles d'arachides et moins bonnes au point de vue nutritif. Mais elles constituent néanmoins une denrée fourragère qui peut être utilisée en campagne.

17° *Carotte rouge.* — A peu près analogue, comme aspect, à la carotte fourragère de France, mais plus grosse. Elle pourrait être distribuée comme denrée de substitution.

18° *Son.* — Le son de froment fait partie des approvisionnements de quelques places. Il rentre d'ailleurs dans la ration comme denrée de substitution. Il est en général de bonne qualité.

19° *Son de riz.* — Il est possible d'obtenir, à assez bon compte, du son de riz qui est excellent pour les animaux à intestin fatigué.

Au Train des Equipages, à Tien-Tsien, le vétérinaire a fait installer dans l'infirmerie un moulin chinois qui marche toute la journée et fournit une assez grande quantité de son.

Les Chinois se servent pour nourrir leurs animaux de certaines denrées dont nous venons de parler. Mais la nourriture habituelle des chevaux et des mulets de travail est constituée par un mélange de lu-to, de kao-lien et de tocona. Le tocona est la tige du lu-to hachée. Cette tige ressemble à celle des vesces de France.

20° *Luzerne.* — Dans leurs rapports périodiques du printemps, plusieurs vétérinaires ont signalé des luzernières dans la région de Tcheng-Ting-Fou et près de Pao-Ting-Fou, sur la ligne d'étapes de Tien-Tsin à cette dernière ville.

En colonne, des distributions de luzerne ont été faites aux animaux de quelques unités. A Schang-haï il y a de la luzerne en balles comprimées, mais nous pensons qu'elle provient d'Australie.

Sur la ligne d'étapes de Tcho-Tchéou à Itcho, un vétérinaire a constaté l'existence d'un joli champ de luzerne ainsi que de nombreux échantillons de cette plante dans les cours des pagodes de Pékin ou en bordure le long des chemins dans la campagne.

La luzerne, étant un fourrage excellent, pourrait servir à constituer les approvisionnements ultérieurs du corps d'occupation du Petchili, et remplacer même le foin comprimé de France, sinon en totalité, au moins dans une forte proportion.

Parmi les nombreuses ressources fourragères de la contrée, la luzerne n'est pas la moins importante, puisqu'elle a toutes les propriétés nutritives voulues pour être substituée à des fourrages similaires, dont la provenance lointaine augmente considérablement le prix de revient de la ration des animaux.

Au point de vue économique, elle devrait être largement utilisée dans l'alimentation des chevaux et mulets et sa production encouragée dans les centres agricoles qui la cultivent.

Eau de boisson. — En station, les animaux boivent l'eau des rivières qui passent à proximité des cantonnements. Cette eau est très chargée en matières terreuses et en principes organiques. Jusqu'ici elle n'a produit que quelques accidents sur les animaux du convoi de Pékin.

Pendant les colonnes et sur les lignes d'étapes,

les animaux sont abreuvés dans des marais ou avec l'eau des puits. Aucun accident n'est survenu bien que la dernière soit saturée de sels de chaux.

Eau de boisson stérilisée par procédé chimique. Pour notre eau de boisson quand l'eau distillée n'était pas à notre disposition, nous avons toujours employé l'eau stérilisée par un procédé chimique. Cette eau nous servait également à laver les plaies ou à aseptiser les régions opératrices des animaux, car l'eau bouillie n'est pas à l'abri du soupçon.

La chaleur à 100 degrés tue bien les ferments vivants, mais elle ne détruit pas les toxines ; or les toxines sont aussi dangereuses que les microbes.

Si l'eau que l'on veut stériliser par la chaleur ne bout pas une heure sans discontinuer, il n'y a rien ou presque rien de fait. Si le récipient n'est pas d'une propreté irréprochable, l'eau bouillie n'est pas indemne et si, une fois refroidie, on la met dans des bocaux ou des seaux nettoyés avec de l'eau ordinaire, non bouillie, l'eau bouillie peut se recontaminer, c'est-à-dire, reprendre les microbes que l'ébullition avait tués.

On voit par là combien peu de certitude présente l'eau bouillie au point de vue de l'inocuité.

Il y a un autre moyen de purifier l'eau, basé sur une vérité scientifique, qui non seulement détruit, en les décomposant, les ferments figurés et leurs toxines, mais encore désinfecte et stérilise promptement sans danger de toxicité.

Ce moyen est basé sur l'oxydation de la matière organique à froid par les permanganates de chaux ou de potasse, mais nous préférons le permanganate de potasse, en raison de son prix.

Quelques centigrammes de ce produit suffisent pour stériliser, sans l'intervention de la chaleur, quelques litres d'eau dans l'espace de quelques minutes.

Voici d'ailleurs le mode d'opératoire :

1° Faites une solution au millième de permanganate de potasse, soit ; permanganate de potasse, 1 gramme ; eau bouillie, 1000 grammes ; le tout dans une bouteille bouchée et étiquetée.

2° Une solution de sulfate de fer du commerce à cinq grammes pour mille, soit : sulfate ferreux lavé dans l'alcool, cinq grammes ; eau bouillie, 1000 grammes ; le tout dans une deuxième bouteille bouchée et étiquetée.

En voilà assez pour 50 litres d'eau en moyenne, ce qui revient à peine à deux millimes.

C'est moins cher que de faire bouillir de l'eau pendant une heure.

Voici comment, avec ces deux solutions, on stérilise l'eau :

1° Verser par litre d'eau une cuillerée à bouche de la solution violette au permanganate de potasse, agiter et laisser 5 ou 6 minutes au repos.

Si l'eau reste rose, elle est stérilisée ; si, au contraire, la couleur rose a disparu ou est devenue jaunâtre, ajouter une deuxième cuillerée de la solution au permanganate. La couleur rose persistante assure la stérilisation et la désinfection.

2° Quand la stérilisation est assurée, verser dans l'eau stérilisée une demi-cuillerée à bouche de sulfate ferreux et agiter ; la couleur rosée disparaît aussitôt et il se forme un précipité brunâtre d'oxydes de fer et de manganèse, qu'on laisse déposer au fond du récipient. Quand le dépôt est formé, on décante l'eau. Cette eau est excellente à boire et ne présente aucune toxicité

A Madagascar et en Chine, pendant nos tournées, nous n'avons bu que de cette eau ainsi préparée. On boirait même du dépôt formé, qu'il n'y aurait aucun inconvénient pour la santé du consommateur.

Nous avons toujours employé la décantation simple, car, en campagne, on n'a ni le temps ni les moyens de recourir aux raffinements.

Lorsqu'on veut opérer sur dix litres ou vingt

litres d'eau ou plus, il est indispensable d'avoir un réservoir inoxydable, tels que récipients en verre, en terre ou faïence munis d'un robinet de bois ou d'étain placé à deux ou trois centimètres au-dessus du fond, et, par suite, au-dessus du dépôt qui s'y forme.

On stérilise ainsi l'eau la veille pour le lendemain ; le dépôt est alors tout tassé et l'eau devenue assez incolore et limpide pour pouvoir l'utiliser sans recourir à la décantation ou à la filtration.

Si l'on veut obtenir de l'eau très limpide et parfaitement incolore, il suffit de filtrer sur l'amiante, ou la fibre de tourbe lavée, ou le papier, si l'on préfère.

Cette eau aussi stérilisée est parfaitement saine et de beaucoup préférable à l'eau bouillie.

Tarif des rations dans les armées étrangères.

Armée Allemande.

Grains .	Grains . . . . Avoine. . . Orge . . . Paddy . . .	6 kilogs.
Foin.		3 k. 500.
Paille.		3 k. 500.

La paille de litière est distribuée à volonté.

Armée Anglaise.

Grains 4 k. 500	Avoine . . .	1 k. 350.
	Orge.	3 k. 150.
Foin de Chine. . . .	. . . .	4 k. 500.
Paille de Chine. . . .	.	4 k. 500.

Armée Américaine.

Chevaux.	Avoine.	7 kilogs.
	Foin.	7 kilogs.
	Paille. .	2 kilogs.
Mulets.	Avoine	5 kilogs.
	Foin. .	8 kilogs.
	Paille.	2 kilogs.

La paille ne passe pas par le râtelier; elle constitue la litière.

Armée Japonaise.

Avoine.	3 kilogs.
Foin. . .	5 k. 500.
Paille.	3 kilogs.

Ecuries.

Les animaux du Corps Expéditionnaire sont logés de façons si différentes qu'il est intéressant de passer en revue les modes divers d'installations, afin de pouvoir établir une comparaison et signaler les abris qui réunissent les meilleures conditions hygiéniques et qui sont le plus propre à loger des animaux pendant l'hiver.

A Tien-Tsin. — On trouve de nombreux spécimens d'écuries. L'artillerie coloniale a certains de ses animaux logés sous des paillottes à toiture double. Les parois de ces hangars sont constituées par de grandes nattes. D'autres animaux se trouvent sous des abris dont la toiture est en planches et les parois en nattes.

Ces locaux ne répondent pas aux conditions climatériques du pays. Les animaux y subissent les rigueurs du froid au même degré que s'ils étaient campés. On a noté plusieurs fois – 10° et – 15° alors que la température extérieure était de – 15 à – 20°. La chaleur développée par l'agglomération des animaux se perd par les nombreuses issues que présentent ces abris. Si les animaux n'étaient pas soutenus par une bonne alimentation, ils seraient exposés à dépérir.

La 8e batterie a des écuries construites en briques sous toiture en planches. Dans ces locaux la température reste dans le voisinage de 0°, 2 ou 3° au-dessous de zéro par les nuits les plus froides observées jusqu'à ce jour.

Toutes ces écuries possèdent des mangeoires mobiles ou fixes.

Les mulets du Train des Equipages sont logés sous de simples hangars ouverts sur une seule face et recouverts soit de planches, soit de roseaux et de terre. Une mangeoire en maçonnerie court le long du mur où sont attachés les animaux.

Pendant la nuit et lorsque la température est basse, des nattes sont suspendues à l'entrée des hangars.

La température, qui règne dans les compartiments exposés au nord et à l'est, est de 8° à 10° supérieure à l'air extérieur lorsque le vent ne souffle pas. Par les grands vents, au contraire, les animaux souffrent beaucoup du froid. Les hangars exposés à l'ouest et au midi sont plus chauds.

Tous les autres corps de Tien-Tsin ont pour abriter leurs animaux de bonnes écuries, closes de toutes parts et couvertes de planches et de terre. Elles sont munies d'anneaux-d'attache individuels, de mangeoires et de râteliers. La litière, qui avait été insuffisante jusqu'au 1er janvier, se trouve, depuis l'augmentation de la ration, dans de bonnes conditions pour permettre aux animaux de ne pas coucher sur la terre froide ou dans la boue glacée.

A Pékin. — Les écuries des 1re et 2e batteries de montagne sont installées dans des pagodes spacieuses, largement aérées, suffisamment fermées pour que la température y soit constante et douce.

A la 6e batterie de campagne, les animaux sont logés dans des bâtiments assez éloignés les uns des autres ; quelques-uns de ces locaux sont suffisants, mais les autres sont trop froids. Ils sont restés complètement ouverts d'un côté jusqu'en janvier.

Toutes les écuries ne sont pas pourvues de mangeoires, de sorte que la ration est gaspillée et perdue.

A la remonte, les écuries sont fermées de tous les côtés, pavées et pourvues de mangeoires. Les animaux sont placés dans des stalles séparées.

Au Train et au Convoi, les écuries ne sont souvent fermées que de trois côtés, mais comme elles sont, en général, bien orientées, la température à l'intérieur est de 7° à 8° supérieure à celle de l'extérieur.

A Pao-Ting-Fou. — Les chevaux de l'escadron de Chasseurs d'Afrique sont logés dans un immense bâtiment rectangulaire situé dans le camp de la cavalerie chinoise. Les animaux y sont très bien installés ; les écuries sont pourvues de mangeoires.

Tous les autres chevaux et mulets de la place sont sous des hangars dont l'ouverture est fermée au moyen de nattes, ou dans des maisons chinoises qui ont été aménagées en écuries et munies de mangeoires. Les animaux sont à l'étroit dans ces derniers locaux, mais à l'abri du froid et des intempéries Alors que la température de la nuit est à l'extérieur de -8° à -15°, l'air de l'écurie se maintient toujours un peu au-dessus de zéro.

A Tcho-Tchéou — Les écuries sont de simples hangars dont la façade est fermée par des chassis mobiles sur lesquels sont clouées des nattes. Ces locaux sont assez chauds. Les animaux sont attachés à la corde ; mais les aliments sont distribués dans des auges en pierre.

A Yang-Tsoum. — Les écuries de l'escadron de Chasseurs d'Afrique sont aussi bien installées que possible. Deux pelotons sont dans une petite pagode close de murs : le 3e dans une maison chinoise. Pour les autres animaux, on a construit des écuries en briques avec toiture en sorgho. Tous ces locaux sont pourvus de mangeoires et de moyens d'attache.

Dans ces diverses écuries, la température se maintient assez douce pour qu'il ne soit pas nécessaire de laisser aux chevaux leur couverture

Les relevés suivants de température montrent bien que les animaux sont à l'abri du froid :

4 janvier 1901.

Dans la cour, 10 heures du matin. .	$+1^{\circ}$
Grande écurie (15 chevaux), midi. . . .	$+9^{\circ}$
Petite écurie, (4 »), midi. .	$+7^{\circ}$

5 janvier 1901.

Dans la cour, 5 heures soir.	—	3°
Grande écurie, 8 heures soir.	+	8°

6 janvier 1901.

Dans la cour, 6 heures matin.	—	13°
Petite écurie, 10 heures matin. .	+	1°
Dans la cour, 6 heures soir. . .	—	9°
Grande écurie, 8 heures soir.	+	5°

7 janvier 1901.

Dans la cour, 4 heures matin. . .	—	14°
Grande écurie, 10 heures matin. . .	+	5°
Petite écurie, 6 heures soir. . .	+	4°

15 janvier 1901.

Dans la cour, 4 heures matin. . . .	—	15°
A Pékin (extérieur)	—	19°
Grande écurie, 10 heures matin. . . .	+	3°
Petite écurie, 6 heures soir.	+	2°

20 janvier 1901.

Dans la cour, 2 heures matin.	—	14°
A Chin-Van-Tao (extérieur)	—	23°
Grande écurie, 4 heures matin.	+	4°
A Chin-Van-Tao (écurie)	—	1°

25 janvier 1901.

Dans la cour, 4 heures matin.	— 15°
A Chan-Haï-Kouan (extérieur).	— 25°
Petite écurie, 10 heures matin. . . .	+ 2°
A Chan-Haï-Kouan (écurie).	— 2°

30 janvier 1901.

Dans la cour, 4 heures matin.	— 14°
A Chan-Haï-Kouan (extérieur)	— 26°
Grande écurie, 10 heures matin. . . .	+ 3°
A Chan-Haï-Kouan (écurie)	— 2°

5 février 1901.

Dans la cour, 4 heures matin. . .	— 15°
A Chan-Haï-Kouan (extérieur)	— 28°
Petite écurie.	+ 2°
A Chan-Haï-Kouan (écurie) . .	— 2°

A Ouang-Tchouang. — Les animaux de l'artillerie de 75 ont été installés dans les maisons abandonnées par les indigènes. La température de ces écuries improvisées a toujours été supérieure d'au moins 10° à la température extérieure. Elle n'est jamais tombée au-dessous de 1° ; l'eau qu'on met en effet à dégourdir dans ces locaux n'a jamais gelé.

En résumé, les animaux sont, d'une façon générale, assez bien abrités contre le froid. A part les abris complètement en nattes et certains hangars mal orientés, tous les locaux utilisés comme écuries sont suffisants pour que la température se maintienne un peu au-dessus de zéro ou légèrement en dessous par les plus grands froids.

Ecuries des puissances étrangères.

Armée Allemande. — Beaucoup de chevaux de la cavalerie et de l'artillerie sont logés sous des tentes-écuries qui contiennent deux rangées d'animaux avec une large allée centrale. Ces écuries sont très chaudes et très pratiques.

A Tong-Kou, les animaux du dépôt de remonte sont dans des écuries en bois et fer démontables. Elles sont moins chaudes que les précédentes, mais très suffisantes en temps de campagne, comme écuries fixes.

Armée Anglaise. — Les chevaux anglais sont logés dans des écuries construites en briques ou dans des maisons chinoises. Les animaux y sont généralement très bien installés. Les locaux sont pourvus de mangeoires et les chevaux sont attachés par un licol ou par des entraves fixées à un membre postérieur.

Armée Américaine. — Les chevaux et les mulets, qui sont restés dehors à la corde jusqu'au milieu de décembre, sont maintenant dans des écuries en briques, bien conditionnées, couvertes de planches et de tuiles.

Armée Japonaise. — Les chevaux sont logés dans des maisons chinoises et ces écuries ainsi improvisées manquaient de mangeoires et étaient très mal tenues.

Armée Russe. — Les chevaux n'ont jamais été abrités. Il est vrai que ce sont des chevaux sibériens ou chinois qui bravent très bien le froid.

Armée Italienne. — Leurs mulets sont logés dans des maisons ou des pagodes.

Etat sanitaire.

1° *Du 1er juillet au 31 décembre 1900.*

L'état sanitaire a été satisfaisant au début de la campagne. Les chevaux annamites ont été, il est vrai, très éprouvés par les marches pénibles sur Pékin, mais il ne pouvait en être autrement, étant donné que ces animaux étaient obligés de fournir un travail au-dessus de leurs forces.

Pendant les mois d'octobre, de novembre et de décembre, l'état sanitaire de tous les chevaux (à l'exception des annamites et des coréens) et mulets du Corps Expéditionnaire, fut très satisfaisant.

Les animaux fatigués par la traversée se remirent assez vite. Mais un grand nombre de mulets qui débarquèrent auraient été incapables de rendre des services si on avait eu besoin d'eux au moment du débarquement.

Nous devons ajouter que les chevaux annamites et coréens ont failli compromettre le bon état de santé des autres animaux en important la morve.

Les chevaux coréens surtout ont constitué un danger très sérieux, d'autant plus grave, que ces animaux, qui étaient utilisés aux convois, pouvaient infecter tous les gîtes d'étapes. Ces animaux ont été abattus plus tard à cause du danger qu'ils présentaient.

Maladies diverses. — A part l'entérite dysentérique qui a été observée sur quelques chevaux de convoi, aucune affection due à des causes locales n'a évolué sur les mulets et chevaux du Corps Expéditionnaire.

On pouvait craindre, au commencement de l'hiver, que les températures froides du Pé-tchi-li aient une influence sur la plupart des animaux ; mais il n'en a rien été, et les chevaux australiens et annamites ont été les seuls qui se soient ressentis du changement de climat.

Tous les animaux venus de France et les mulets

de l'Indo-Chine supportent très bien les rigueurs de la température et les quelques affections observées sur eux ont été tellement bénignes qu'on peut les passer sous silence.

De nombreux animaux se sont cependant trouvés, pendant les colonnes. exposés jour et nuit, aux grands froids et aux vents glaciaux du Nord. Ils ont néanmoins fait preuve d'une grande résistance et n'ont même pas baissé d'état, bien que leur service fut parfois très pénible.

Dans la plupart des cantonnements les animaux sont suffisamment abrités pour qu'ils ne souffrent pas du froid. Les installations ont, en outre, l'avantage de pouvoir supporter des températures très basses.

2° *Du 1er janvier au 30 juin 1901.*

L'état sanitaire des animaux de provenance franco-algérienne a été très satisfaisant du 1er janvier au 30 juin.

Huit cas de *tétanos* ont été observés par suite de traumatismes aux extrémités digitales. Cette affection aurait été prévenue si nous avions reçu le sérum antitétanique que nous avions cependant demandé à notre embarquement à Marseille.

Les affections de l'appareil *digestif* ont revêtu un

caractère grave et les pertes qu'elles ont provoquées, doivent être attribuées à des écarts de régime, à l'usage de denrées indigestes et à l'épuisement général d'un assez grand nombre d'animaux du pays employés au service pénible des transports.

Les maladies de l'appareil *respiratoire* intra-thoraciques ont frappé particulièrement de vieux animaux chinois du train et encore les chevaux australiens et annamites. Les chevaux et mulets français ou algériens ont admirablement supporté la fin de l'hiver.

Les *blessures par le harnachement* se sont montrées avec une fréquence exagérée. Le bât devrait être allégé et sa matelassure plus soignée et mieux entretenue. L'expédition de Chine a permis, à tous ceux que cette question importante intéresse, de comparer notre bât avec celui des Anglais. Celui-ci est moins lourd, il a une liberté de garrot et de ligne dorsale qui, en général, est une garantie contre les blessures de cette région ; il embrasse bien la poitrine et le poids de la charge se trouve uniformément réparti sur une très grande surface.

Les œillères, comme pendant le débarquement à Tong-Kou, ont encore produit des accidents, mais cette fois mortels : trois beaux mulets français ont trouvé la mort en tombant dans un canal gelé, d'une hauteur de 4 mètres. Livré à lui-même, le mulet a l'instinct de la conservation assez prononcé pour éviter une pareille chute, à froid ; en le privant des moyens que la nature lui a donnés, en lui supprimant la faculté de voir le danger qui le guette, on prépare inconsciemment son suicide.

Les maladies qui ont entraîné les entrées dans les infirmeries sont les suivantes (du 1er septembre 1900 au 30 juin 1901) :

Effectif moyen : 2.800.

Maladies des Membres et des extrémités digitales.	413	— Mortalité	11 abattus
Tétanos.	8	—	7
Blessures diverses. .	394	—	19 dont 12 abattus
Maladies de l'appareil digestif.	280	—	114
Maladies de l'appareil respiratoire. . . .	166	—	41
Blessures par le harnachement . . .	273	—	4 abattus.
Maladies diverses. .	63	—	6 dont 4 abattus
Totaux. . .	1.597	—	202

Maladies contagieuses. — La *gourme*, qui avait atteint de très nombreux mulets pendant la traversée, a été observée également pendant le mois de novembre sur 1.500 mulets environ. La maladie a revêtu une forme bénigne et n'a entraîné aucune mortalité.

La *morve* n'a été signalée que sur les chevaux annamites. coréens et chinois. Cette maladie a d'abord fait son apparition sur les chevaux annamites qui avaient été achetés en Cochinchine et envoyés au Pé-tchi-li sans avoir été soumis à un examen quelconque. Une centaine de ces animaux sont morts ou ont été abattus comme présentant des symptômes de cette maladie.

Au moment du débarquement des chevaux coréens. comme nous l'avons déjà dit, la morve existait parmi eux. Pendant la quarantaine de 1 mois qu'ils subirent à Tong-Kou, une dizaine de ces animaux furent abattus. La maladie a reparu de nouveau dans cette catégorie de chevaux et a entraîné l'abatage de tous-ces sujets. Plusieurs chevaux chinois ont également été atteints par cette affection.

Pour nous résumer. nous dirons que la morve chronique existe en Extrême-Orient un peu partout ; la police sanitaire animale n'a pas encore pénétré dans ces contrées, et cette affection n'est jamais contrariée dans sa propagation par l'application d'une mesure sérieuse. Comme elle est compatible avec une bonne santé relative, les propriétaires des animaux morveux les utilisent comme s'ils étaient sains, sans se soucier des dangers auxquels ils s'exposent eux-mêmes. Peut-être les vendent-ils de préférence. le cas échéant? Quoi qu'il en soit, les chevaux de cette provenance sont une perpétuelle menace pour l'effectif d'un corps expéditionnaire au milieu duquel ils se trouvent tout à coup transportés, car. malgré toutes les précautions d'isolement conseillées, on ne parvient pas toujours à prévenir la contagion Grâce cependant à la vigilance des vétérinaires du corps expéditionnaire, la morve resta circonscrite chez les Coréens, les Annamites et les Chinois : aucun animal de France ou d'Algérie ne fut contaminé.

Maladies observées sur les chevaux des armées étrangères.

Armée Allemande.— Les Allemands ont eu de sérieux mécomptes avec les chevaux australiens dont l'acclimatement a été très laborieux. Les maladies des voies respiratoires ont été nombreuses. Les chevaux américains et australiens ont été atteints de gale et d'herpès.

La morve qui a sévi dans ces effectifs a entraîné l'abatage de 400 chevaux.

Armée Anglaise. — Un certain nombre de cas de gourme ont été observés sur les chevaux des Indes.

Quelques cas de gale ont été soignés sur des chevaux chinois. La morve a également fait son apparition sur de nombreux animaux de cette race.

La mortalité en dehors de la morve a été faible depuis le mois de septembre. Pendant la marche sur Pékin. la batterie d'artillerie a perdu 5 chevaux et la cavalerie 10.

Armée Américaine. — L'état sanitaire paraît avoir été bon sur les chevaux et mulets américains. Néanmoins une dizaine d'animaux ont dû être abattus comme morveux.

Armée Japonaise. — L'état sanitaire est bon. Quelques cas de morve ont été observés à Pékin. La gourme a été constatée sur quelques chevaux.

Armée Russe. — Etat sanitaire constamment mauvais. Les animaux ne sont pas suffisamment soignés et beaucoup sont morveux ; — très grande mortalité observée par l'épuisement et la morve parmi les chevaux chinois.

Armée Italienne. — Etat sanitaire passable. Quelques mulets atteints de morve.

Climatologie du Pé-tchi-li et son influence sur l'état sanitaire des animaux.

Climat. — D'une manière générale, on peut dire que le climat du Pé-tchi-li est un climat extrême avec froid rigoureux et continu l'hiver, chaleurs tropicales l'été, et saisons de transitions (automne et printemps) extrêmement courtes.

Les premiers froids commencent vers le milieu de novembre, mais le climat est surtout rude pendant les mois de décembre, janvier et février. De la fin de septembre au 24 avril il n'a pas plu ou à peine. En mai, il a plu six fois, les 4, 7 et 15, dans la nuit ; les 8, 9 et 31, le jour et la nuit. Le mois de juin donne cinq jours de pluie torrentielle. En juillet, du 4 au 12, huit jours de pluie avec un orage de grêle très violent le 10.

La neige est d'abord tombée le 20 octobre dans une tempête violente ; le 6 décembre 5 centimètres à Tien-Tsin et à Pékin, 6 centimètres d'épaisseur à Pao-Ting-Fou ; les 3 et 4 janvier 11 centimètres d'épaisseur et le 2 avril 5 centimètres.

Le ciel reste généralement clair, serein, mais l'atmosphère est fréquemment battue par des vents violents du nord-ouest, qui soulèvent de véritables tempêtes de poussière dont les animaux ne paraissent pas sérieusement incommodés.

La caractéristique du climat en tout temps, excepté pendant les mois de juillet et d'août, c'est la sécheresse extrême de l'air ; les animaux, même ceux très impressionnables, n'en ont pas souffert.

Températures. — Les températures les plus froides de l'hiver ont été observées les 11, 12 décembre – 15 degrés ; les 10, 11 janvier – 15 degrés ; du 18 janvier au 1er février, la température de la nuit n'est jamais descendue au-dessous de – 11 degrés, le minimum ayant été – 16 degrés.

Dans le Nord du Pé-tchi-li, à Chin-Van-Tao, à Shan-Haï-Kouan, la température est descendue à – 24 degrés, le 22 janvier et à – 28° le 5 février. A Pékin – 19° le 15 janvier.

Du 15 novembre au 18 mars, c'est la période d'hiver rigoureux, pendant laquelle les fleuves et le golfe du Pé-tchi-li sont complètement gelés. Vers le milieu de mars la glace commence à se fendre et le dégel arrive. Rapidement les chaleurs commencent à se faire sentir et la température devient tropicale à partir du mois de mai. Le mois de juillet est très chaud, le thermomètre monte très souvent à 38 degrés à l'ombre. A l'automne, il n'y a ni pluie, ni vent et le ciel est d'une pureté extraordinaire.

Influence du climat sur l'état sanitaire. — Au commencement de décembre. l'effectif moyen des animaux du corps expéditionnaire était de 2.850 environ. Cet effectif est composé en grande partie de mulets du Poitou, du midi de la France, d'Espagne. d'Algérie, de plusieurs chevaux français, d'une soixantaine de chevaux australiens, de deux escadrons de chasseurs d'Afrique, de 200 annamites. de 250 coréens et d'un assez grand nombre de chevaux et mulets employés au service des transports.

Ces animaux. originaires de climats tempérés ou chauds, brusquement transportés dans le nord de la Chine, à l'exception des chevaux annamites et australiens qui ont payé un large tribut aux affections des voies respiratoires , ont montré, comme nous l'avons déjà dit. une résistance remarquable au froid quelquefois excessif de ce pays.

Les uns, et c'était le plus grand nombre. abrités dans des paillottes, des hangars dressés à la hâte avec des nattes de roseau pour toiture et parois, subissaient des températures de – 10° à – 15° ; les autres, logés dans des pagodes confortables, dans des habitations abandonnées. étaient installés plus chaudement et la température se maintenait à 1 ou 2 degrés au-dessous de zéro , pendant les nuits les plus froides.

Bien que l'aération et la ventilation de ces divers

locaux étaient généralement excessives, elles n'ont cependant exercé aucune action nuisible sur la santé des animaux.

La mortalité due aux affections intra-thoraciques se décompose ainsi :

Décembre. . .	8 pertes.
Janvier. .	4 —
Février. . .	2 —
TOTAL. . .	14 pertes.

14 pertes pour un effectif de 2.850 animaux, ce n'est vraiment pas beaucoup. Et encore sont-ce les chevaux des pays intertropicaux (annamites et australiens) qui ont été particulièrement touchés.

Les maladies de poitrine ne se sont pas d'ailleurs montrées avec plus de fréquence pendant les trois mois précités : elles ont été aussi nombreuses en septembre, novembre, mars, avril, mai et juin.

Si les affections intra-thoraciques n'ont pas été nombreuses pendant l'Expédition de Chine, c'est parce que les animaux ont été bien nourris, qu'ils ont fourni, en général, un travail modéré et n'ont jamais eu à subir la mauvaise influence de la stabulation dans des habitations insalubres par suite d'un air vicié. Dans ces conditions — à part les annamites et les australiens — ils ont parfaitement supporté des températures auxquelles un grand nombre d'entre eux n'étaient pas acclimatés.

A partir du mois de mai — à part des accidents congestifs foudroyants, provoqués par la chaleur, sur deux mulets qui faisaient partie de la colonne de Kou-Kouan — jusqu'à la fin de juillet, l'état sanitaire s'est maintenu satisfaisant.

Pendant les heures torrides de certaines journées, il va sans dire que les animaux doivent être laissés au repos ; on doit les traiter comme dans nos colonies inter-tropicales, sous peine de voir fondre rapidement les effectifs. La période des chaleurs, bien qu'elle soit entrecoupée de journées relativement fraîches, serait accablante pour des animaux qui auraient à exécuter, l'après-midi, un travail de quelque durée, sous un soleil très ardent et une chaleur intense. C'est principalement le matin, dès la première heure, qu'ils peuvent produire un travail utile sans danger pour leur vie.

Pour nous résumer, nous dirons que le climat du Pé-tchi-li, avec ses températures extrêmes et sa sécheresse, — avec une bonne nourriture —, n'est pas plus nuisible aux animaux franco-algériens que celui de leur pays d'origine, et que les maladies internes n'y sont ni plus fréquentes, ni plus graves qu'en France.

B. — Animaux de boucherie.

1° Bœufs. — Provenance. — Livraison. — Constitution et organisation des parcs à bétail. — Distribution. — Rendement.

Les bœufs qui servirent à l'alimentation des troupes pendant la campagne venaient presque tous de Cochinchine, du Japon et surtout de Shanghaï. Les communications avec Pékin étaient longues et difficiles, par voie de terre, le service administratif de cette place acheta les animaux qu'il put trouver dans la région.

Les bœufs de Shanghaï étaient pour la plupart de petite taille. Beaucoup durent être refusés, au moment du débarquement, pour maladie ou mauvais état. C'est ainsi qu'à Tong Kou, pendant le mois d'octobre, 312 animaux furent refusés sur 1,759 présents.

Les bœufs chinois sont livrés à Tien-Tsin, deux fois par semaine, par un fournisseur européen. Dans les autres places, les Chinois viennent, à jours fixes, présenter les animaux aux services administratifs qui en achètent suivant les besoins de leurs parcs.

A Pékin, un procédé bien préférable est employé depuis quelques mois. Un troupeau de réserve fut d'abord constitué, on passa des marchés avec des commerçants chinois qui amènent, chaque jour. les animaux vivants qui sont demandés.

C'est cette manière de faire qui est encore en vigueur et qui fonctionne au mieux des intérêts de tous. Les animaux sont visités sur pied, puis abattus. Ceux qui sont refusés sont emmenés de suite par leurs propriétaires. En ce moment, le troupeau de réserve est supprimé. Il n'y a en effet aucun intérêt à le reconstituer, car il est toujours facile de se procurer à Pékin, en 24 heures, le nombre de bœufs dont on peut avoir besoin pour former un parc.

190 bœufs porteurs achetés en Corée arrivèrent à Tong-Kou au commencement d'octobre : tous moururent de la peste.

Constitution et organisation des parcs.

Parc à bestiaux de Pékin. — La constitution du parc a été au début des plus pénibles. Un troupeau de bœufs acheté dans le commerce avait été parqué dans l'une des cours proche du palais des Ancêtres. où ils sont restés plusieurs jours sans boire ni manger. Transportés de là dans un grand enclos du « Pétang », ils y ont encore souffert de la faim pendant assez longtemps. Plusieurs sont morts de privations ou d'entérite aiguë occasionnée par une alimentation des plus défectueuses.

Enfin, de grands locaux bien aérés et fermés se trouvant disponibles au palais Ly. les animaux y furent installés.

A partir de ce moment. tout marcha à souhait. Une ration journalière de 5 kilogs de grains (sorgho) ou de haricots cuits et de 15 kilogs de paille fut distribuée. Les bœufs eurent vite une abondante litière et reprirent rapidement de l'embonpoint. Chaque jour, on prélevait ce qui était nécessaire, et de temps en temps on remplaçait les vides par de nouveaux achats. Le troupeau variait ainsi de 100 à 250 têtes. Puis la peste se déclara. On trouva alors plus avantageux de ne conserver qu'un troupeau de réserve et de passer des marchés avec des commerçants chinois qui amenaient chaque jour les animaux vivants pour l'alimentation.

Parc de Tong-Kou. — Ce fut le parc de Tong-Kou qui. du mois d'août au mois de novembre, approvisionna les places de Tien-Tsin et de Yang-Tsoum.

Les animaux venant de Shanghaï débarquaient à Tong-Kou. Après examen de la Commission, ceux. acceptés, étaient placés dans un enclos, trop petit, pour la grande quantité d'animaux qu'on recevait à ce moment-là. On les expédiait à Tien-Tsin lorsque cette place en faisait la demande.

Lorsque le marché avec les fournisseurs de Shanghaï prit fin, on améliora le parc. Le génie construisait entre temps des étables très confortables où les animaux sont maintenant logés. Des bœufs chinois ont été achetés dès que la livraison de Shanghaï a été épuisée.

Parc de Tien-Tsin. — Pendant la dernière quinzaine de juillet et pendant le mois d'août, les animaux furent parqués dans des terrains vagues de la concession française. Le troupeau comptait alors 200 têtes environ; aucune maladie contagieuse n'avait été observée sur ces animaux. C'est le 27 août que la peste bovine fit son apparition. Jusqu'au 1er septembre, elle n'occasionna que de légères pertes. Un parc fut alors créé dans la concession française. mais la peste fit de tels ravages qu'on fut obligé de déplacer les animaux et de les parquer à 600 mètres au nord-ouest de la concession française. De plus, l'effectif atteignit un chiffre très élevé : jusqu'à 1.500 têtes. La température était encore douce à ce moment. mais les nuits commençaient à devenir froides, et les animaux n'avaient aucun abri. C'est dans ce parc que la mortalité fut le plus considérable.

Le 19 octobre, un nouveau terrain, situé à 1.500 mètres de la concession, sur la route de l'arsenal de l'est, fut affecté aux animaux. Les bâtiments démolis furent reconstruits et aménagés en étables. Depuis cette époque, les animaux n'ont pas été déplacés. Des améliorations nombreuses ont été apportées à l'aménagement de ces locaux et ont permis de rendre plus efficaces les mesures sanitaires qui ont été prises pour enrayer les diverses épizooties. Si l'état sanitaire est satisfaisant à l'heure actuelle, c'est grâce aux bonnes conditions hygiéniques auxquelles les animaux se trouvent exposés, à l'examen auquel ils sont soumis au moment de l'achat et aussi à la réduction de l'effectif qui n'atteint plus en temps ordinaire que 250 têtes.

Parc de Pao-Ting-Fou. — Le troupeau, composé de 120 bêtes, est logé dans six étables. Deux cours et deux étables sont réservées aux animaux nouvellement achetés. Trois cours renferment l'ancien troupeau. Une cour et une étable sont destinées à recevoir les animaux malades.

Parc de Yang-Tsoum. — Il compte une quarantaine de bœufs, logés dans des maisons chinoises.

Poids, rendement, prix.

Tien-Tsin. — Bœufs de Shanghai et du Pé-tchi-li : 390 kilogs, 76 piastres. Rendement : 52 p. 100 : prix, 45 piastres.

Pékin. — Poids moyen, 350 à 500 kilogs ; rendement, 55 p. 100 : août, 58 piastres sur pied les 100 kilogs ; octobre, 38 piastres 75 cens les 100 kilogs abattus; novembre, 32 piastres 80 cens ; janvier, 26 piastres 50 cens ; janvier, 42 piastres sur pied.

Yang-Tsoum. — Poids moyen, 300 à 350 kilogs ; rendement, 50 à 55 p. 100 : prix, 77 piastres.

Pao-Ting-Fou. — Poids moyen, 300 kilogs ; rendement, 50 p. 100 : prix, 32 à 36 piastres.

Tcho-Tcheou. — Poids moyen, 300 kilogs ; rendement, 57 p. 100 : prix, 12 piastres.

Les bœufs du Pé-tchi-li fournissent une viande de bonne qualité bien supérieure à celle des animaux de Shanghaï et surtout de Cochinchine.

Bœufs chinois. — Une seule race nous a paru assez nettement représentée parmi les bœufs qui se sont succédé au parc pendant la dernière quinzaine de janvier. En voici les caractères succinctement exposés :

Race longiligne. — Avant-main ramassée avec une tête petite assez fine, encolure courte. bosse adipeuse plus ou moins accusée entre les épaules. Taille 1^{m},35 en moyenne. Poids, 350 kilogs. Robe noire ou fauve, ou extrémités noires et corps fauve.

Profil convexe avec insertion de cornes en arrière (caractère fixe). Celles-ci diversement dirigées. mais le plus souvent horizontalement sans torsion, parfois en bas avec une légère torsion hélicoïdale d'arrière en avant, 1/4 de tour.

Hygiène des animaux.

RATIONS. — L'ordre général n° 13 fixe de la façon suivante les taux des rations de fourrages pour les bœufs et les moutons :

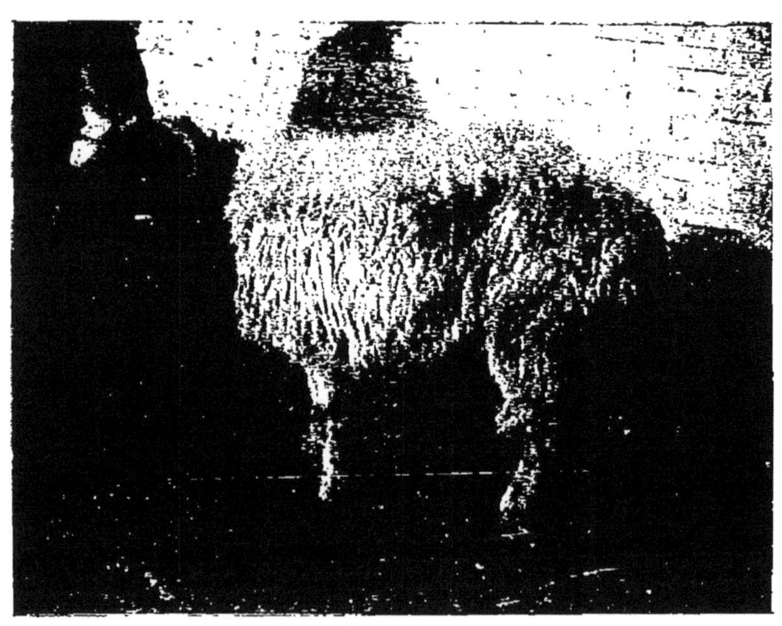

Mouton chinois.

Bœufs. — Foin. — 7 ou 15 kilogs de paille de riz ou de maïs ou de fourrage vert.

Ou exceptionnellement orge, avoine, paddy ou son, 5 kilogrammes.

Avec foin. — Orge. avoine, paddy, 4 kilogrammes.

Sel, 0 kil. 050.

Moutons.—Foin.—2 ou 4 kilogrammes de paille de riz ou de maïs ou de fourrage vert

Ou exceptionnellement orge. avoine, paddy ou son. 1 kilogramme.

Avec foin, orge, avoine. paddy, 1 kilogramme.

Les taux de la nature des substitutions autres que celles qui figurent dans le tableau ci-contre dépendaient des ressources trouvées sur place.

C'est ainsi qu'à Pékin, les animaux touchent une ration journalière de 5 kilogs de grains (sorgho) ou de haricots cuits et de 15 kilogs de paille,

A Yang-Tsoum. — Ration réglementaire indiquée dans l'ordre général n° 13.

A Pao-Ting-Fou. — 7 kilogs de paille, 2 kilogs d'orge.

A Tcho-Tcheou. — Paille de mil, sorgho.

A Tien-Tsin et Tong-Kou. — Ration réglementaire (denrées indiquées dans l'ordre général n° 13).

Eau de boisson. — Les animaux boivent aux mares ou aux cours d'eau qui se trouvent à proximité des parcs.

Dans certains endroits, la mauvaise qualité de l'eau a été cause de maladies graves de l'intestin qui ont été enrayées par l'épuration de l'eau au moyen de l'alun cristallisé et du permanganate de potasse.

A Pékin et à Yan-Tsoum les animaux boivent de l'eau de puits qui est très chargée en matières calcaires.

Etables. — Les bœufs sont logés dans des étables closes de toutes parts où ils passent la nuit sur une litière assez abondante. Pendant la journée, lorsque le temps le permet, ils sont parqués dans des terrains vagues qui avoisinent les étables. Une partie de la ration de foin leur est distribuée pendant qu'ils sont dehors et ils trouvent le soir, en rentrant, la ration de grain et de foin.

Les étables sont nettoyées tous les jours et désinfectées fréquemment.

En résumé, on a apporté toutes les améliorations possibles aux locaux dont on disposait pour abriter ces animaux. De cette façon, les troupeaux sont à l'abri des intempéries. Ils peuvent résister facilement aux rigueurs de la température et se trouvent par conséquent dans de meilleures conditions pour résister aux causes nombreuses des maladies.

Etat sanitaire. Maladies contagieuses. Mortalité.

Du 1er juin au 31 décembre 1900. — L'état sanitaire, qui avait été satisfaisant pendant le mois de juin et de juillet 1900, devint subitement très mauvais à la fin du mois d'août et surtout pendant les mois de septembre et d'octobre par suite de l'apparition de la peste bovine.

Au début, on n'utilisait pour l'alimentation des troupes que des bœufs venant de l'Indo-Chine, du Japon et de Shanghaï. La maladie qui existe dans ces contrées à l'état endémique, fut très probablement importée. Elle acquiert de suite une grande gravité par suite des mauvaises conditions hygiéniques auxquelles les animaux se trouvaient exposés.

Pendant la première quinzaine de septembre, 96 bœufs meurent à Tien-Tsin (effectif moyen du parc. 300).

L'entérite dysentérique fait en même temps son apparition dans les parcs de Tong-Kou et de Tien-Tsin.

A Tong-Kou, pendant le mois d'octobre il meurt 362 bœufs sur un effectif de 1.447 têtes. Les animaux fatigués par la traversée étaient entassés, après le débarquement, dans un enclos trop petit dans lequel il était difficile de leur distribuer la nourriture et où ils se trouvaient sans abri contre le froid et la pluie. L'eau du Pei-Ho étant très mauvaise ne tarda pas à produire sur ces animaux des troubles très graves du côté de l'intestin. Beaucoup de bœufs moururent d'entérite dysentérique.

Dès qu'il fut possible d'épurer l'eau de boisson. la mortalité décrut rapidement. C'est ainsi que pendant le mois de novembre, 21 bœufs meurent sur un effectif de 280 environ. En même temps, le service administratif construisait des abris qui aidèrent beaucoup à améliorer l'état sanitaire des animaux.

A Tsien-Tsin, l'épidémie sévit avec autant d'intensité malgré les mesures sanitaires de toutes sortes qui sont continuellement appliquées. Les animaux se trouvaient, il est vrai, sans abri au moment des premiers froids et des pluies d'automne. Dans la première quinzaine d'octobre, il meurt 433 bœufs sur un effectif moyen de 800.

Pendant la deuxième quinzaine la mortalité atteint le chiffre de 260 pour un effectif moyen de 350.

On demande alors à l'Institut Pasteur de Nha-Thrang l'envoi d'un vétérinaire pour pratiquer des injections de sérum antipesteux.

Les animaux changent de parc à ce moment. Ils sont installés dans des étables où il est facile de leur donner tous les soins nécessaires et qui permettent d'appliquer avec succès les mesures de désinfection et d'isolement.

C'est à la suite de ce changement que l'épidémie suit une marche décroissante. La réduction de l'effectif qui est porté à 250 et la constitution du parc en bœufs de la contrée permettent également aux mesures sanitaires d'agir avec plus d'efficacité. La mortalité devint alors insignifiante.

Le vétérinaire de l'Institut Pasteur de Nha-Thrang étant arrivé à Tien-Tsin, il pratique avec toutes les précautions voulues des inoculations de sérum antipesteux sur un lot de 100 animaux nouvellement achetés, Malheureusement, le sérum antipesteux produit un effet désastreux. Les animaux inoculés sont atteints de septicémie. 25 d'entre eux meurent dans les jours qui suivent l'injection. Les autres doivent être abattus. Les inoculations sont immédiatement suspendues et on continue à appliquer des mesures sanitaires qui permettent enfin d'enrayer complètement la maladie.

A la fin de novembre. une épidémie de fièvre aphteuse se déclare dans le troupeau de Tien-Tsin. Les mesures prises, dès le début, empêchent la maladie de s'étendre et étouffent le mal assez rapidement.

A partir du 1er décembre, l'état sanitaire devient très satisfaisant; aucun cas de maladie n'est plus signalé dans le troupeau. La surveillance continuelle des animaux et la mise en observation des bestiaux achetés permettent d'écarter de suite les sujets qui paraissent être souffrants et semblent dangereux pour leurs voisins.

En résumé, du 1er septembre au 31 décembre, il a été acheté :

2.832	bœufs de Shanghaï.	— mortalité	1/3
2.028	» du Pé-tchi-li	—	1/20

A Yang-Tsoum et à Pékin, des épizooties de peste bovine et d'entérite dysentérique ont été également observées et ont produit de nombreuses victimes. La fièvre aphteuse a été signalée à Yang-Tsoum, mais pas à Pékin.

L'inspection des viandes de boucherie a mis en évidence l'existence relativement peu fréquente de la cysticercose chez le bœuf. La tuberculose existe à Pékin dans une proportion d'environ 1/10 ; elle est généralement localisée au poumon et se remarque souvent sur des animaux en très bon état d'embonpoint. Dans le foie, on trouve parfois des calculs, des douves ayant provoqué de l'épaississement et parfois de la calcification des conduits biliaires.

Du 1er janvier au 30 juin 1901, l'état sanitaire des troupeaux d'approvisionnement a été relativement satisfaisant. La *Peste bovine* qui, les mois précédents, — à l'exception du mois de décembre 1900 —, avait fait des ravages considérables, a bien causé quelques pertes, mais, étant donnés les effectifs entretenus dans les diverses places du Pé-tchi-li, ces pertes n'ont pas atteint un pourcentage bien élevé. A Tien-Tsin, la mortalité a frappé 38 bœufs, pendant ce semestre, dont 30 en mars et avril. En présence de cette recrudescence de la maladie, les mesures suivantes furent prises.

« 1° Conserver comme réserve un troupeau de 80 têtes environ, composé de bœufs achetés depuis deux à trois mois, qui, ayant résisté jusqu'à ce jour à la contagion de la peste, paraissent devoir rester réfractaires à cette affection.

« 2° Suspendre les achats pendant une quinzaine de jours et livrer à la boucherie les 70 bœufs, plus ou moins contaminés, qui constituent le deuxième lot.

« 3° Reprendre les achats deux fois par semaine — après la période de quinze jours — en les limitant au nombre d'animaux nécessaires pour la consommation d'une semaine. »

Depuis le 1er mai — deux fois par semaine — un Chinois présente à la commission de réception un lot de bœufs parmi lesquels sont choisis les animaux nécessaires pour une huitaine de jours.

Ne sont acceptés que ceux qui se trouvent dans de bonnes conditions de santé, d'âge et d'embonpoint.

Aucune perte depuis le 1er mai.

Pour terminer, disons encore que les bœufs du nord de la Chine sont d'excellents animaux de boucherie : ils prennent facilement la graisse et fournissent une viande de très bonne qualité.

Moutons.

Il semble en exister deux races : la première constituée par des individus uniformément blancs, à queue courte et grosse, mais à terminaison simple.

La deuxième à toison blanche, à tête noire ou fauve, à queue tombant jusqu'aux jarrets, à terminaison bifide. La taille est la même dans les deux races et le poids sensiblement uniforme.

Poids, rendement, prix. — *Tien-Tsin.* — Moutons de Shanghaï : prix, 15 piastres. Moutons du Pé-tchili : prix, 7 piastres ; poids moyen, 44 kilogs ; rendement, 41 p. 100.

Pékin. — Prix : 22 piastres les 100 kilogs sur pied, 28 piastres les 100 kilogs abattus ; poids moyen, 45 kilogs ; rendement, 50 p. 100.

Yang-Tsoum. — Prix : 7 piastres ; poids moyen, 45 kilogs, rendement, 50 p. 100.

Maladies. — La peste bovine a été observée sur plusieurs animaux et a entraîné une mortalité de 5 %. La tuberculose, la pneumonie, la distomatose, la bronchite vermineuse ont été constatées sur quelques animaux.

Les moutons, qu'ils soient originaires de la contrée, des provinces limitrophes ou de provenance mongole, sont, en général, très bons. Tandis que les moutons du sud de la Chine, du Yunnam notamment, sont de détestables animaux de boucherie, presque toujours cachectiques, ceux du nord, au contraire, ne sont pas inférieurs à nos meilleures races françaises.

Porcs.

Il en existe des quantités en Chine, mais la trichinose et la ladrerie sont deux maladies si fréquentes sur ces animaux qu'il est plus prudent de retirer leur viande de la consommation. D'ailleurs il n'en a jamais été distribué aux troupes.

Maladies contagieuses.

Peste bovine et entérite dysentérique.

Nous tenons à donner un aperçu succinct de ces deux maladies, parce qu'elles présentent encore beaucoup d'inconnues. Cependant, d'un grand nombre d'observations que nous avons pu recueillir en Chine, nous en sommes arrivé à considérer, sauf quelques cas accidentels, la dysenterie épizootique comme une des formes atténuées de la peste bovine. La peste, qui sévit avec intensité sur des troupeaux neufs ou ayant une moindre résistance organique par suite de privations ou d'excès de fatigue, est une maladie terrible qui enlève la totalité des animaux en quelques jours sans qu'une intervention quelconque puisse agir avec efficacité. C'est le cas des bœufs porteurs coréens arrivés à Tien-Tsin et à Pékin. Les symptômes sont foudroyants : tristesse, hébétude, inappétence absolue, coloration acajou des muqueuses, yeux chassieux, sillons de larmes, bave ; diarrhée abondante, séreuse, sanguinolente renfermant des mucosités et parfois des caillots fibrineux, souvent fétide.

Etat général : très mauvais, l'amaigrissement est rapide ; les frissons et les tremblements musculaires apparaissent, l'animal se couche, penche la tête du côté du flanc et meurt. Lésions apoplectiques intéressant tous les organes ; l'intestin est le siège d'une vive inflammation ; il est brun rougeâtre, la muqueuse en est très friable et se déchire avec la plus grande facilité : on y trouve des plaques hémorrhagiques abondantes et des ulcérations nombreuses qui n'ont jamais fait défaut dans les autopsies que nous avons faites.

Parfois, certains troupeaux se trouvent dans de meilleures conditions de résistance par suite de soins bien compris et d'une hygiène appropriée, mais surtout, parce qu'ils ont acquis une certaine immunité naturelle ou héréditaire dans un pays où la peste sévit en permanence ou parce que cette immunité partielle leur a été conférée par des attaques précédentes. C'est alors que la peste prend la forme de l'entérite épizootique : la maladie se manifeste par à-coups, par intermittences, les symptômes sont les mêmes, mais atténués, il y a pas mal de guérisons. Les lésions de l'intestin sont moins contingentes, mais, en cherchant bien, il est rare de ne pas trouver d'ulcérations : les organes parenchymateux sont moins congestionnés. C'est cette forme qui a été observée souvent sur les troupeaux des parcs. Plusieurs sujets ont eu cependant de l'apoplexie des méninges et sont morts fous furieux.

Dans le cas où la peste se présente avec cette forme atténuée, il y a intérêt à intervenir.

Les procédés de vaccination ne confèrent qu'une immunité passagère qui est de 15 à 20 jours pour le sérum Yersin, de 3 mois pour la bile (procédé Koch).

Ces deux auteurs recommandent, pour avoir une

immunité durable, d'injecter en même temps que le sérum ou bile, aux animaux sains, du sang virulent pris sur un malade, de façon à communiquer à coup sûr la peste, en même temps que l'atténuation.

Malheureusement, rien n'est moins certain que ce mode de transmission de la maladie et plusieurs essais d'infection tentés suivant ce procédé sont restés sans résultat. Le Dr Yersin a convenu, depuis, de la grande difficulté à communiquer la peste par l'injection de sang virulent. Si, par conséquent, l'immunité conférée par l'injection de bile est de 3 mois comme semblent le prouver les expériences, il n'y a pas à hésiter, cette période de 3 mois étant suffisante souvent pour que l'épidémie disparaisse et rien, dans le cas contraire, n'empêchant de renouveler l'opération pour gagner une nouvelle période de 3 mois.

Voici, du reste, l'historique de la peste bovine que nous avons observée en Chine.

Dans le courant de septembre, la peste bovine fait des ravages considérables parmi les troupeaux de bœufs des armées alliées à Tien-Tsin. Au commencement d'octobre, elle fait son apparition à Pékin et débute par le parc des Allemands. M. le docteur Kaulstock, professeur d'hygiène de l'armée allemande, ancien assistant du Dr Koch, lors de sa mission en Afrique, à qui nous avons l'honneur d'être présenté, nous dit que le procédé de vaccination du Dr Koch a permis d'enrayer assez rapidement la maladie dans les troupeaux allemands de Tien-Tsin et de Pékin, et que la mortalité a complètement cessé. Il nous met complaisamment en rapport avec deux vétérinaires militaires allemands et nous appliquons le procédé au troupeau des Légations à Pékin, comprenant 180 bœufs, dans lequel 7 à 8 bœufs mouraient journellement de la peste. Un lot considérable de moutons cohabitant avec les bœufs malades n'avaient que de rares décès, mais de très nombreux cas d'avortement parmi les brebis pleines.

Nous opérons de la façon suivante : un premier lot comprenant tous les bœufs présentant des symptômes cliniques de peste ou ayant une température supérieure à 39° : ces animaux sont considérés comme déjà en puissance de maladie. Le 2e lot séparé et isolé du premier est considéré comme non malade.

Les animaux des deux lots sont inoculés. L'inoculation a lieu au fanon désinfecté au préalable avec une solution de bichlorure et comporte une injection de 10cc de bile pour les adultes, de 5cc pour les veaux.

La bile est recueillie aseptiquement sur un animal mourant et présentant tous les caractères de la peste. Pour ce faire. le sujet est couché sur le côté gauche : la cavité abdominale, largement ouverte en suivant la ligne des dernières fausses côtes. met à découvert la vésicule biliaire que l'opérateur saisit à pleins mains ; un coup de bistouri flambé faitjaillir la bile dans un récipient désinfecté : il ne reste plus qu'à faire l'inoculation au moyen de la seringue Pravaz. La bile doit être d'une belle couleur verdâtre, limpide et n'avoir aucune odeur. Les biles jaunes, épaisses. à mauvaise odeur. doivent être rejetées et il est quelquefois nécessaire de sacrifier plusieurs sujets avant de rencontrer une bile ayant les caractères convenables.

Le lendemain de l'inoculation, les animaux présentent un peu de fièvre et une tumeur volumineuse. chaude et douloureuse au fanon ; cette tuméfaction va en diminuant les jours suivants et se termine généralement par un abcès, quelquefois par la résolution.

Nos nombreuses occupations et nos fréquentes tournées pour le service ne nous permirent malheureusement pas de suivre ce troupeau comme nous aurions voulu le faire. mais le vétérinaire allemand chargé du parc, que nous vîmes une vingtaine de jours après, nous déclara que la mort avait diminué dès le surlendemain de l'opération et que depuis une dizaine de jours il n'y avait pas eu de décès.

Sur ces entrefaites (fin octobre), arriva de Tien-Tsin un troupeau de 40 bœufs coréens porteurs ; le jour de leur arrivée, la peste se déclare et, évoluant sur des animaux fatigués, les enlève tous en 3 jours.

Le 28 octobre, le troupeau du parc français, indemne jusqu'alors, est atteint à son tour : jusqu'au 5 novembre, 36 décès ont lieu.

Avec le concours de nos collègues français et allemands, nous procédons à l'inoculation de la bile.

Le troupeau ne comporte plus que 100 bœufs. 81 sont inoculés, dont 58 sains (lot n° 1) au-dessous de 39°.

23 suspects (lot n° 2), 39° et au-dessus.

19 ayant au-dessous de 39° sont conservés comme témoins (lot n° 3). Ces animaux forment trois lots isolés les uns des autres.

Jusqu'au 16 novembre, 26 décès dont 13 dans le lot n° 1, 5 dans le lot n° 2, 8 dans le lot n° 3.

Puis, jusqu'au 11 décembre aucun décès, mais du 11 au 14, 5 nouveaux décès, tous dans le lot n° 3.

Le 24 décembre, tous les animaux restant, en très bon état, quittent Pékin pour aller constituer le parc à Toung-Tcheou.

Ces résultats nous ont paru encourageants et nous avons tenu à les signaler afin de provoquer de nouvelles expériences. L'inoculation de bile ne semble malheureusement exercer son plein effet qu'une dizaine de jours après l'opération ; dans certaines épizooties, c'est plus qu'il n'en faut pour que tous les animaux aient le temps de mourir avant.

Cependant, dans plusieurs de nos colonies, la peste existe à l'état endémique avec, de temps en temps. des recrudescences; on n'a pas toujours sous la main du sérum Yersin et entre ne rien faire ou appliquer le procédé allemand, qui paraît donner de bons résultats, nous estimons qu'il n'y a pas lieu d'hésiter.

Chameaux.

Nous n'avons jamais eu à nous occuper des chameaux, ces animaux n'appartenant pas à l'Etat. Le service des convois les loue en effet à des propriétaires chinois à la journée et les leur rend dès que les animaux tombent malades, sont blessés ou deviennent inutilisables pour une raison quelconque. Comme remarque générale, ces animaux, très beaux à l'entrée de l'hiver, lors de leur arrivée à Pékin, ont beaucoup baissé d'état après deux mois de travail; certains étaient complètement épuisés et la plupart avaient donné le maximum de rendement à la fin de l'hiver et eurent beaucoup de mal pour regagner les montagnes.

Nous donnons ci-après une étude détaillée du chameau chinois.

1° Origine. — Les chameaux sont originaires de Mongolie. Chaque année, vers l'hiver, les caravanes se mettent en route à destination de la capitale. Elles comportent généralement de 7 à 8,000 animaux dont quelques-uns servent à monter les conducteurs, d'autres sont chargés de produits du pays destinés à des échanges ou à des cadeaux : moutons, bœufs, porcs, sangliers, fromages, etc... Enfin, la plupart viennent à vide. Ces animaux, quittant les riches pâturages de la Mongolie, sont en très bon état, vigoureux, n'ayant à porter que des charges inférieures à 100 kilogs ; ils font couramment des étapes de 35 à 40 kilomètres par jour.

Ils se nourrissent des herbes qu'ils rencontrent en route et ne mettent que 16 jours pour parcourir les 600 kilomètres qui les séparent de Pékin. Les chameaux hivernent dans la capitale d'où ils rayonnent dans tous les sens chargés de fardeaux divers, mais particulièrement de charbon.

A l'approche du printemps, la plupart de ces animaux gagnent les pâturages des environs de Pékin où ils se remettront de leurs fatigues et prendront l'embonpoint qui leur permettra de recommencer la campagne suivante. Quelques-uns d'entre eux retournent en Mongolie chargés d'étoffes, d'habillements ou de bagages divers.

2° *Elevage.* — Les chameaux constituant les caravanes sont choisis parmi les plus vigoureux : ils comprennent des chameaux castrés, des chamelles et quelques chameaux entiers pris parmi les plus doux. Les animaux trop âgés ou trop fatigués pour supporter un hivernage à Pékin restent en Mongolie

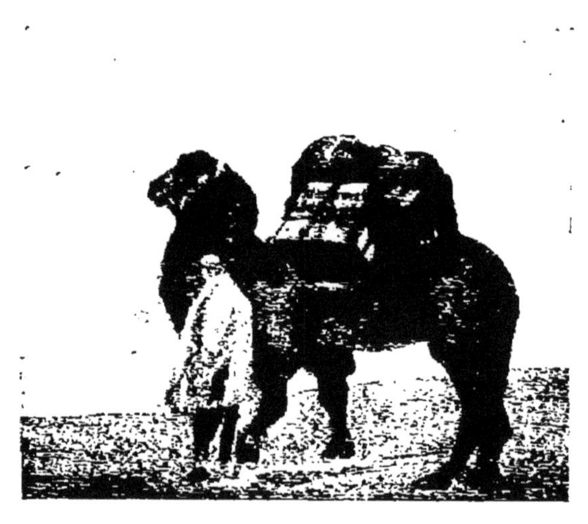

avec les chamelles destinées à la reproduction, les jeunes et les étalons.

Les jeunes chameaux ne sont pas l'objet de soins spéciaux ; ils restent toute l'année au pâturage avec leur mère, de laquelle ils ne sont séparés qu'à l'âge de deux ans.

3° *Castration.* — Vers 2 ans 1/2 ou 3 ans, les

chameaux sont castrés : cette opération est des plus simples. L'animal, entravé des 4 pieds, est couché : l'opérateur, après avoir fendu la peau des bourses et fait sortir les testicules, se contente de couper le cordon à l'aide d'un couteau, sans autres précautions, sans pansements. L'hémorrhagie s'arrête d'elle-même. Cette opération est rarement suivie d'accidents.

A la même époque, à l'aide d'un instrument pointu quelconque, on perce la cloison nasale et on y passe la ficelle qui servira de moyen de dressage et de moyen de conduite ; cette ficelle est fixée à une de ses extrémités à une petite planchette qui s'applique contre la cloison nasale ; l'autre extrémité, libre, est tenue par le conducteur ou, dans les convois, attachée au chameau qui précède.

Dans les convois, les chameaux sont disposés en file indienne par groupe de 7 à 8 par conducteur et attachés les uns aux autres ; le chameau le plus fort et le meilleur, celui qui a l'allure la plus rapide est toujours le dernier et porte une clochette.

4° *Hygiène et travail.* — Les chameaux sont des animaux sobres, en ce sens que, lorsqu'ils ont de l'eau et des pâturages à leur disposition, il n'y a pas à s'en occuper. En prairie, pendant l'été, ils engraissent et accumulent dans leurs bosses les matériaux d'épargne ou de réserve qui leur serviront pendant l'hiver. Les bosses donnent donc des renseignements précieux sur l'état d'embonpoint des animaux : grosses et bien garnies au début de

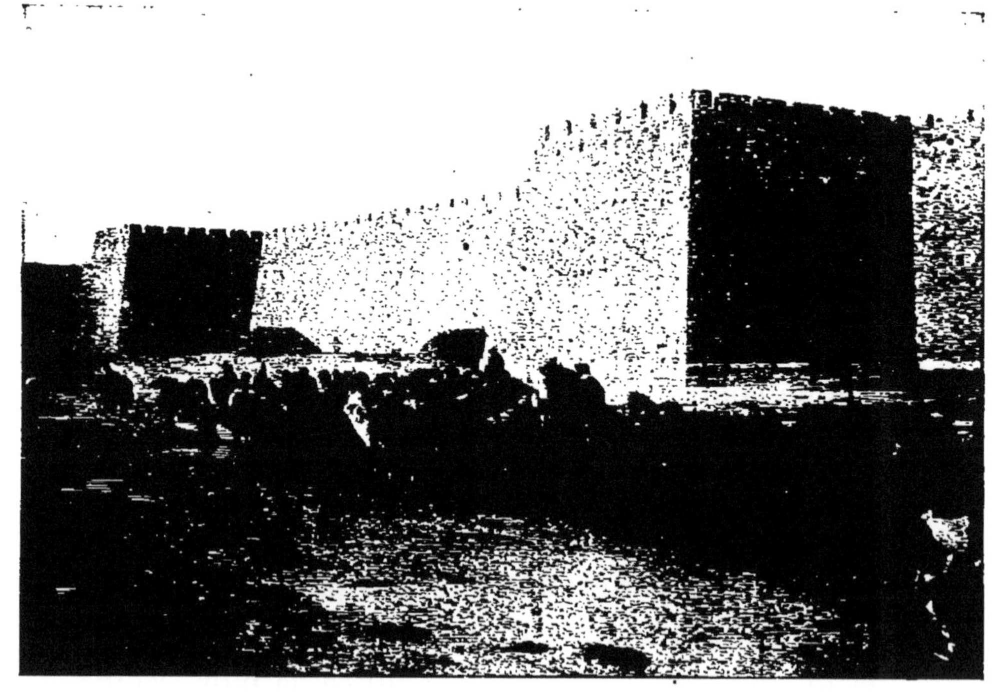

Convois de chameaux sous les murs de Pékin.

l'hiver, elles sont flasques, molles et de dimensions très réduites après des marches ou des fatigues exagérées.

On ne fait travailler les chameaux que vers 3 ans 1/2 ou 4 ans, alors que les deux pinces de remplacement sont complètement développées et que les mitoyennes commencent à sortir.

En été, les chameaux boivent deux fois par jour, une fois pendant l'hiver.

Pendant le séjour à Pékin, chaque animal reçoit une ration de 6 kilogs de paille et de 2 à 3 kilogs de petits haricots cuits.

Ces animaux ne sont jamais abrités ; quelle que soit la température, ils restent constamment en plein air et ne paraissent pas en souffrir.

5° *Travail.* — Le bât du chameau se compose de deux tapis en feutre piqué, de 3 à 4 centimètres d'épaisseur, se plaçant l'un sur l'autre, le superficiel dépassant l'autre. Ces feutres affectent la forme de troncs de cône de façon à s'appliquer sur le dos et les côtes en laissant passer les bosses. Ces tapis sont maintenus à l'aide d'une sangle étroite ou d'une petite corde passant entre les bosses ; le chargement y est fixé au moyen de cordes solides.

Avec un chargement ne dépassant pas 100 kilogs, les chameaux en état peuvent faire chaque jour des étapes de 35 à 40 kilomètres.

Lorsqu'ils ont leur chargement normal qui est de 300 kilogs pour les animaux jeunes, de 150 pour les animaux âgés et déjà fatigués, il ne faut pas leur demander plus de 20 à 25 kilomètres par jour.

Valeur. — Un chameau ordinaire se paie de 50 à 60 piastres; quelques uns très forts, très vigoureux, remarquables par leurs formes et leur travail peuvent atteindre 150 piastres.

7° *Location.* — Les années précédentes, le prix de location d'un chameau était de 60 cens (1f,50) par jour. Le service des convois qui avait, cette année, loué ses animaux 1 piastre par jour au début de l'hiver a baissé ses prix et ne paye plus maintenant que 80 cens (2 fr.). Le nombre des animaux utilisés pour ce service s'est élevé jusqu'à 1.200.

8° *Maladies.* — La maladie la plus répandue est la gale: elle n'affecte les chameaux que pendant l'été et disparaît d'elle-même pendant l'hiver. Les propriétaires la traitent à l'aide d'une huile spéciale, nauséabonde, provenant de racines de plusieurs plantes de Mongolie.

Pendant l'hiver, les chameaux ont à supporter des fatigues et des privations auxquelles tous ne résistent pas. Les propriétaires comptent chaque campagne sur un déchet variant de 10 à 20 %.

Les blessures provenant d'un mauvais arrimage, de la nature de certains colis, sont nombreuses: elles sont parfois très graves et peuvent entraîner la mort.

Les propriétaires traitent ces blessures en faisant boire aux animaux.., de l'eau sucrée.

Les indigestions sont assez fréquentes. Les blessures des pieds ou la fourbure provenant du surmenage sont aussi la cause de nombreuses indisponibilités.

IV. — Organisation du service vétérinaire dans les armées étrangères. — Ferrures.

Organisation du service vétérinaire.

Armée anglaise. — Le corps expéditionnaire anglais n'a que trois vétérinaires :

1 capitaine, très ancien, directeur du service à Pékin.

1 capitaine à Pékin.

1 capitaine à Tien-Tsin.

7 assistants à Tien-Tsin.

5 assistants à Pékin.

Chaque batterie ou escadron a un assistant, c'est-à-dire un militaire (sous-officier hindou) qui a suivi pendant deux ans des cours dans les écoles vétérinaires des Indes. Ces assistants sont payés 60 roupies par mois.

En Angleterre, la hiérarchie est la suivante :

1 vétérinaire, colonel, directeur du service en Angleterre.

1 lieutenant-colonel. directeur du service aux Indes.

1 lieutenant-colonel. à la tête de chaque école vétérinaire aux Indes. Plusieurs vétérinaires de ce dernier grade sont prêtés aux autorités civiles pour la police sanitaire.

Commandants vétérinaires dans certains régiments.

Capitaines et lieutenants dans les régiments et les batteries.

Médicaments vétérinaires. — Il n'y a pas en Chine de pharmacie vétérinaire, mais à la base d'approvisionnement existe un grand nombre de cantines garnies que l'on envoie aux unités qui en font la demande.

Chaque batterie a deux cantines très complètes portées à dos de mulet. Elles sont un peu moins grandes et surtout moins lourdes que les nôtres. En outre, chaque assistant a un havre-sac contenant une trousse et les objets nécessaires pour faire un pansement ainsi que deux ou trois médicaments externes.

Le maréchal en pied a une sacoche appelée « vallet » contenant à peu près les mêmes objets que le havre-sac.

Le vétérinaire porte sa trousse sur lui.

Armée américaine. — Dans l'armée américaine, le service est assuré par des vétérinaires civils et des assistants.

Les vétérinaires sortent d'une des 15 écoles d'Amérique après y avoir passé 3 ans. Pour entrer dans ces écoles, le candidat doit être muni d'un diplôme d'un collège ou bien passer un examen qui porte sur l'enseignement primaire. Il doit avoir 18 ans au moins et avoir passé un an chez un vétérinaire.

En sortant de l'école, les élèves obtiennent les titres de :

Docteur-médecin vétérinaire ;

Docteur-chirurgien vétérinaire ;

Docteur-sciences vétérinaires. médecin-chirurgien.

Les assistants ne sortent pas des écoles vétérinaires.

L'armée américaine possède onze régiments de cavalerie (chaque régiment comprend 6 escadrons à 2 compagnies = 1.500 chevaux).

Dans chaque régiment, il y a 1 vétérinaire chef de service : 2 vétérinaires sous-chefs : 1 assistant dans chaque escadron.

En temps de campagne, chaque régiment possède une cantine vétérinaire.

Le service de la maréchalerie est sous les ordres du vétérinaire chef de service Il est assuré par des ouvriers maréchaux pris dans les escadrons. L'Etat fournit toutes les matières nécessaires au ferrage des chevaux. Les maréchaux touchent en plus de leur solde (15 dollars par mois) une somme de 10 dollars. Il n'existe pas de gradés.

En Chine, les Américains avaient au début de la

campagne un régiment de cavalerie comprenant 1.500 chevaux et des sections de train ayant un effectif de 100 mulets. Le régiment de cavalerie est parti pour les Philippines.

Actuellement l'effectif en animaux est de :

80 mulets à Tien-Tsin. 500 mulets à Pékin.

Les animaux sont sous la haute surveillance du général quartier-maître.

45 chevaux et mulets chinois ont été réformés comme insuffisants.

La morve a sévi sur les chevaux américains.

La peste bovine a également atteint les troupeaux américains constitués en bœufs chinois. Les animaux ont été abattus.

L'approvisionnement se fait actuellement au fur et à mesure des besoins.

Il y avait avec le régiment de cavalerie qui est parti aux Philippines :

2 vétérinaires, 2 assistants.

Il ne reste plus qu'un vétérinaire à Tien-Tsin et 2 assistants à Pékin.

En Amérique, le corps vétérinaire comprend :

1 colonel, chef de service.

1 lieutenant-colonel, sous-chef de service,

2 commandants inspecteurs.

1 vétérinaire en 1er, 1 vétérinaire en 2e, 1 ou 2 assistants par régiment.

Les Américains mettent leurs médicaments dans des cantines qui suivent les unités. Leur approvisionnement en médicaments est considérable et reste dans un centre désigné. Ils possèdent des instruments de chirurgie vétérinaire très perfectionnés et fabriqués avec infiniment de soins. Tous les vétérinaires ont à leur disposition une grande quantité de médicaments.

Armée japonaise. — Il y a en Chine 8 vétérinaires militaires :

1 commandant, chef de service.

3 capitaines.

4 lieutenants.

Au Japon, il y a 1 vétérinaire par escadron de cavalerie.

Les bataillons d'artillerie (3 batteries) possèdent 2 vétérinaires.

Cantines vétérinaires. — Il y en a 3 par unité. Celle qui contient les gros instruments et les médicaments volumineux ne voyage pas. Les deux autres suivent toujours leur unité.

Il existe également une sacoche vétérinaire qui est portée par le vétérinaire. Elle contient une trousse, une petite seringue, une seringue hypodermique et les objets nécessaires pour faire un pansement.

Le maréchal porte une sacoche contenant des objets de pansement.

ARMÉE ALLEMANDE. — Il y a en Chine 19 vétérinaires militaires :

8 à Tien-Tsin,

3 à Pékin,

4 à Pao-Ting-Fou.

3 à Tong-Kou.

1 à Tsin-Tao ou Tsintan.

Le service de la pharmacie était mal organisé au début de la campagne.

ARMÉE RUSSE. — Les Russes étant presque tous partis pour la Mandchourie. au moment où les premiers contingents des armées débarquaient à Takou. nous n'avons jamais eu l'occasion de rencontrer les vétérinaires de cette puissance ; d'ailleurs l'escadron de Cosaques que nous avons pu voir à notre arrivée à Tong-Kou ne possédait ni médicaments, ni cantines vétérinaires et par conséquent leurs chevaux ne recevaient aucun soin.

ARMÉE ITALIENNE. — Les deux batteries d'artillerie avaient chacune un vétérinaire du grade de lieutenant. Leur approvisionnement en médicaments était nul. Les vétérinaires achetaient chez un pharmacien de Tien-Tsin les quelques médicaments dont ils avaient besoin.

Ferrures.

Nous donnons, pour commencer, la description des ferrures coréenne et chinoise, elles sont très curieuses et n'ont jamais été décrites.

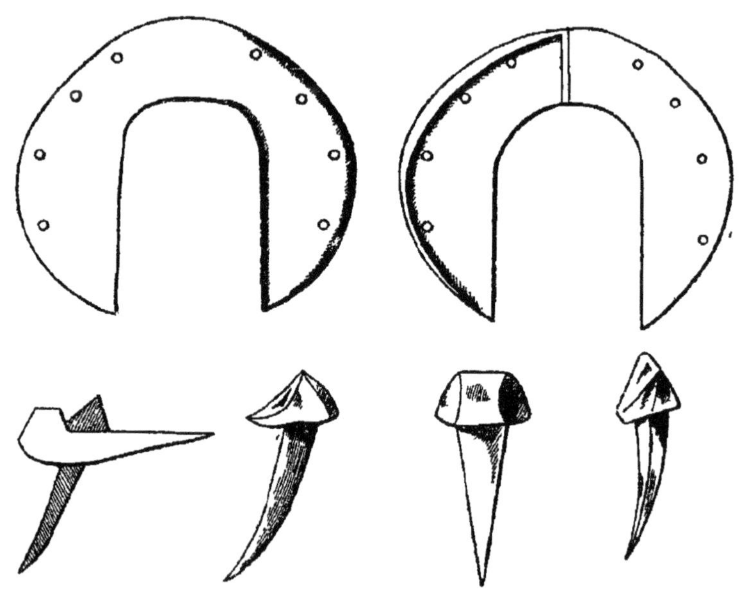

1° Ferrure coréenne

Couverture en pince = 3 centimètres 1/2.

Étampures = 6mm de diamètre.

Distance des étampures de pince à la rive externe = 8mm.

Distance des dernières étampures = 5mm.

Epaisseur du fer en pince (crampons compris) = 7mm.

Le fer coréen aussi large que long est étampé dans une plaque de tôle de 2^{mm} d'épaisseur. La rive externe est refoulée et incurvée de façon à former à la face inférieure du fer un crampon circulaire mesurant en pince de 6 à 7^{mm} de hauteur et de largeur. Ces dernières dimensions vont en diminuant insensiblement jusqu'aux éponges.

La couverture, qui mesure en pince près de 1/3 de la largeur totale du fer, va en diminuant progressivement jusqu'aux éponges.

L'épaisseur du fer est de 2^{mm} en dedans du crampon, elle n'a plus que 1^{mm} sur la rive interne.

Les étampures rondes sont percées à la base du crampon et ont 6^{mm} de diamètre. Elles sont distribuées régulièrement sur chacune des branches et percées à gras en pince, à maigre en éponges.

La face supérieure du fer présente :

1° Un talus externe qui constitue une ajusture renversée ; il part de la ligne externe des étampures.

2° Les étampures, dont les bavures sont légèrement martelées, forment néanmoins un bourrelet assez prononcé.

3° L'ajusture ou talus interne qui part de la ligne interne des étampures et va jusqu'à la rive interne. Cette ajusture est obtenue en martelant la partie du fer que nous venons d'indiquer jusqu'à ce que la rive interne présente 1^{mm} d'épaisseur.

La face inférieure du fer offre à considérer :

1° Le crampon circulaire qui va en diminuant de hauteur et d'épaisseur de la pince aux éponges.

2° Les étampures.

3° Une rainure de 1/2 millimètre de profondeur qui divise la pince en 2 parties égales.

Clous. — Les clous étant tous fabriqués à la main sont assez dissemblables. Cependant la forme de la tête dérive toujours de la pyramide oblique.

De la base de cette pyramide part la lame du clou. Cette lame de 2cm 1/2 de longueur environ est quadrangulaire. Sa face antérieure est inclinée suivant l'axe de la tête de telle sorte que, le clou étant en place, sa lame se dirige naturellement de dedans en dehors.

Instruments de ferrure.

1° Le rogne-pied à peu près semblable à l'instrument que les charrons et les tonneliers appellent *plane*.

2° Le couteau se compose d'une lame légèrement courbée sur le tranchant ; le manche est recourbé à angle droit.

3° Les tricoises sont petites.

4° La mailloche est un petit cylindre de 5 centimètres de hauteur pourvu en son milieu d'un œilleton qui permet d'engager une tige de bois de la grosseur du petit doigt.

5° Le coin en fer qui sert à brocher les clous.

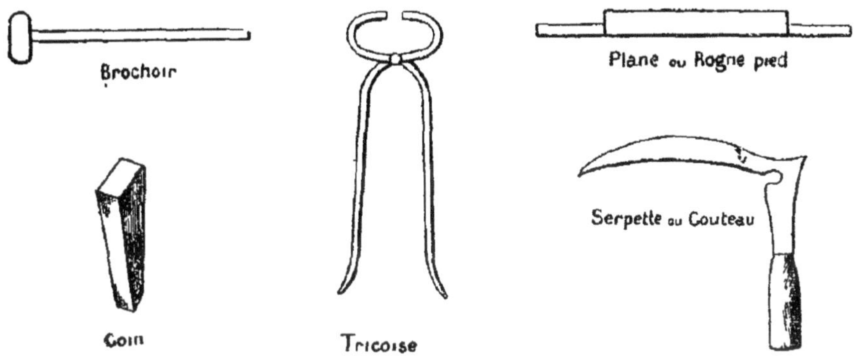

Manuel opératoire. — La plupart des chevaux coréens étant assez difficiles au ferrage, les mafous (1) n'hésitent pas à les coucher. Pour cela, ils passent autour de chaque membre des cordes faites de paille de riz, et, tandis que deux ou trois aides tirent sur les cordes et qu'un autre se pend à la queue, ils tournent brusquement la tête du cheval sur son encolure. Ce mouvement exécuté avec ensemble amène toujours la chute de l'animal qui est aussitôt ficelé.

Le maréchal pare alors chaque pied avec la plane

(1) Mafou vient de deux mots chinois, *ma* qui veut dire cheval et *fou*, conducteur

qu'il pose à plat sur la sole. Il la manœuvre des deux mains à la façon des charrons ou bien chaque main servant alternativement de pivot. Il ne touche jamais à la fourchette. Pour éviter de se blesser, il garnit ses poignets de manchons faits de crins tressés.

Le maréchal n'enlève généralement que très peu de corne. Il place ensuite sur le pied un fer plus petit que le contour du sabot en s'assurant que le sillon placé sur la pince du fer est bien sur le prolongement de la lacune médiane et de la pointe de la fourchette. Il broche ensuite les clous et les rive en faisant pénétrer leur pointe dans la paroi. Cette manière de river les clous rend les fers extrêmement solides sous les pieds.

Avec le couteau, le mafou enlève ensuite toute la partie de corne qui déborde du fer. Les éponges du fer sont légèrement rabattues sur les talons et les barres.

Lorsque le cheval est ferré debout, les divers temps de l'opération sont les mêmes que ceux qui viennent d'être indiqués.

Toutefois le maréchal broche souvent les clous de la branche interne des fers de devant de la façon suivante :

Pour brocher les clous de la branche interne du fer antérieur droit (par exemple), il se place du côté gauche du cheval. Le pied droit étant levé, un aide, placé également du côté gauche, prend un lien de paille qu'il engage dans le paturon droit. Il tire le membre le plus possible sous la poitrine et le maintient dans cette position pendant tout le temps que le maréchal met à brocher les clous.

2° Ferrure chinoise.

Le fer chinois est une mince et étroite lame de fer qui présente, d'une façon grossière, la forme du bord inférieur de la paroi.

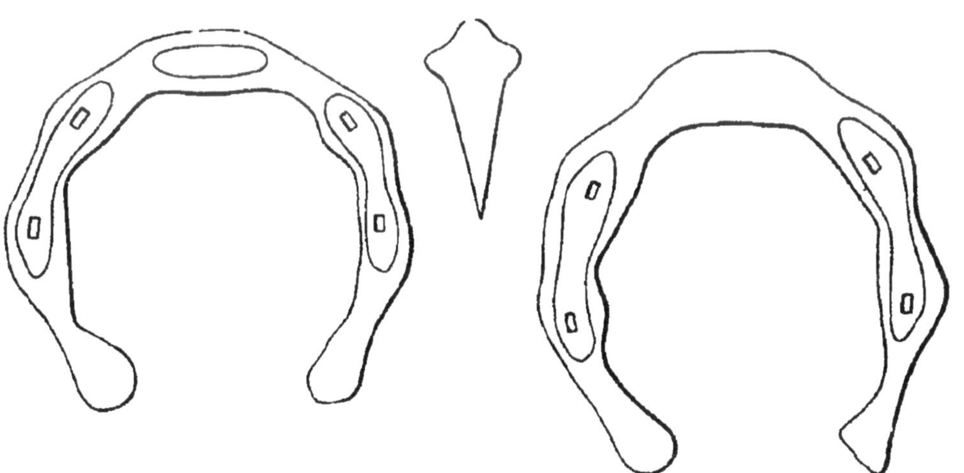

L'épaisseur des fers moyens est de 5^{mm} en pince : elle va ensuite en diminuant jusqu'aux éponges qui sont aplaties et presque tranchantes.

La couverture est variable. Dans les endroits où

il n'y a pas d'étampures, elle mesure 6, 7, 9mm, 1 centimètre au maximum. alors qu'elle est de 2 centimètres. 2 centimètres 1/2 dans les points où l'étampe, en creusant sa rainure, a refoulé les rives du fer.

La face supérieure du fer est une surface plane sur laquelle sont disposées 3 ou 4 contre-perçures rectangulaires larges de 4mm et longues de 6mm.

La face inférieure présente sur les branches et quelquefois en pince des rainures grossières au fonds desquelles sont percées les étampures et qui servent à loger la tête des clous.

Ces derniers ont une tête aplatie sur le côté et une lame rectangulaire de 3 cent. 1/2 de longueur. Le collet présente les dimensions suivantes : 3mm de largeur sur 5mm de longeur.

Instruments de ferrure. — Le maréchal chinois se sert de plusieurs instruments qui sont figurés ci-contre.

Le *boutoir* est une grande spatule très tranchante. Le maréchal s'en sert en mettant la partie *a* dans le creux de l'articulation de l'épaule et en poussant fortement pendant que la main correspondante guide la partie tranchante.

Le rogne-pied est une serpette dont l'ouvrier se sert pour couper la corne qui dépasse le fer lorsque le pied est ferré.

La mailloche est pareille à celle dont les maréchaux européens se servent.

Le dérivoir est tranchant sur un de ses angles, ce qui permet de couper la lame des clous. Le maréchal se sert pour brocher les clous d'un petit coin en fer qui joue le même rôle que les mors des tricoises chez nous. L'ouvrier chinois ne se sert pas de tricoises.

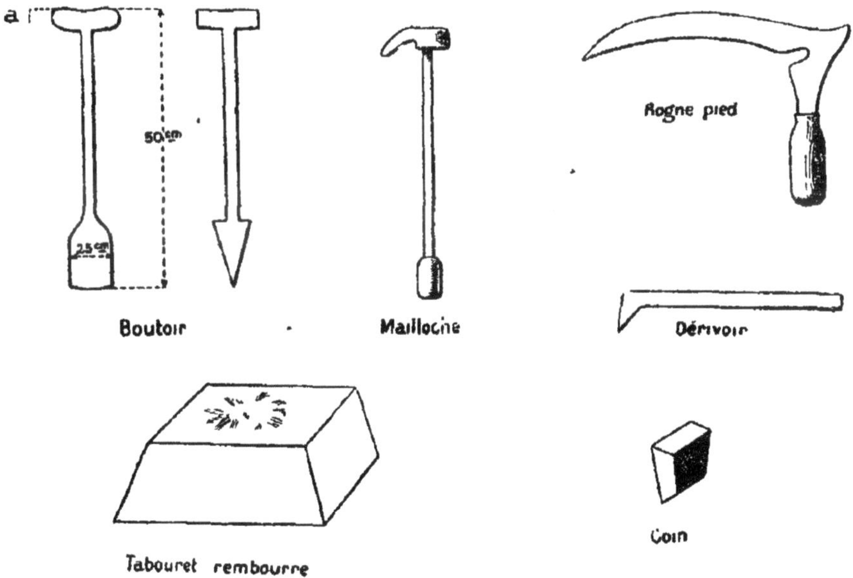

Manuel opératoire. — Le maréchal chinois opère sans aide. Pour parer le pied antérieur gauche, par exemple, il prend le membre et fait appuyer le pied sur le tabouret rembouré de façon que la sole soit perpendiculaire ou légèrement oblique d'avant en arrière,

Le pied étant ainsi placé, le maréchal le maintient en serrant les talons. La main droite prend le boutoir. La poignée de ce dernier étant placée sous l'aisselle, l'ouvrier coupe en poussant une couronne de corne dont l'épaisseur va en augmentant des talons en pince. Généralement il enlève en une seule fois la corne qu'il juge utile de soustraire au pied. Si la corne est trop dure, ou si l'instrument n'est pas suffisamment tranchant, le maréchal frappe le pied sur le tabouret, tout en poussant fortement sur le boutoir. En général le maréchal ne touche pas à la fourchette. Nous avons vu néanmoins certains ouvriers qui l'enlevaient complètement à coups de boutoir.

Le pied ainsi paré est généralement d'aplomb.

La ferrure est appliquée à froid. Le maréchal choisit un fer dont les dimensions sont un peu moindres que celles du pied. Quelques coups de brochoir suffisent pour lui donner à peu près la forme du contour du pied, ce dernier reposant toujours sur le tabouret. Les clous sont brochés à petits coups très répétés et la lame rabattue immédiatement sur la paroi. C'est quelquefois avec le petit coin en fer, mais le plus souvent avec le dérivoir que l'ouvrier rive les clous. Le fer étant fixé au pied, le maréchal prend la serpette et coupe toute la corne qui dépasse la rive externe du fer. Les éponges sont ensuite rabattues sur les arcs-boutants et les barres,

Pour le pied postérieur gauche, le maréchal tient le membre comme nos teneurs de pieds, mais il fait reposer ce dernier sur le tabouret.

En hiver, les éponges au lieu d'être rabattues sur les talons sont transformées en crampons. Des clous à longue tête remplacent alors le clou ordinaire.

3° Ferrure allemande.

Les Allemands emploient en Chine deux ferrures : 1° L'ancienne ferrure allemande, plus couverte et plus lourde que la ferrure actuelle, dépourvue d'ajusture et comportant une rainure à la face inférieure des branches. En hiver elle est munie de gros crampons fixes en éponges et d'une grappe large et épaisse en pince.

2° La ferrure actuellement réglementaire dans l'armée allemande présente à sa face supérieure une ajusture, à siège et à biseau, s'étendant jusqu'à l'extrémité des branches : la face inférieure est rainée, sauf en pince, et laisse voir au fond de ces rainures de 7 à 10 étampures dont la moitié environ sert à implanter des clous. De cette façon, le maréchal peut placer les clous en bonne corne. Lorsqu'un clou se casse, il devient facile de reconsolider le fer en brochant de nouveaux clous dans les étampures restées libres.

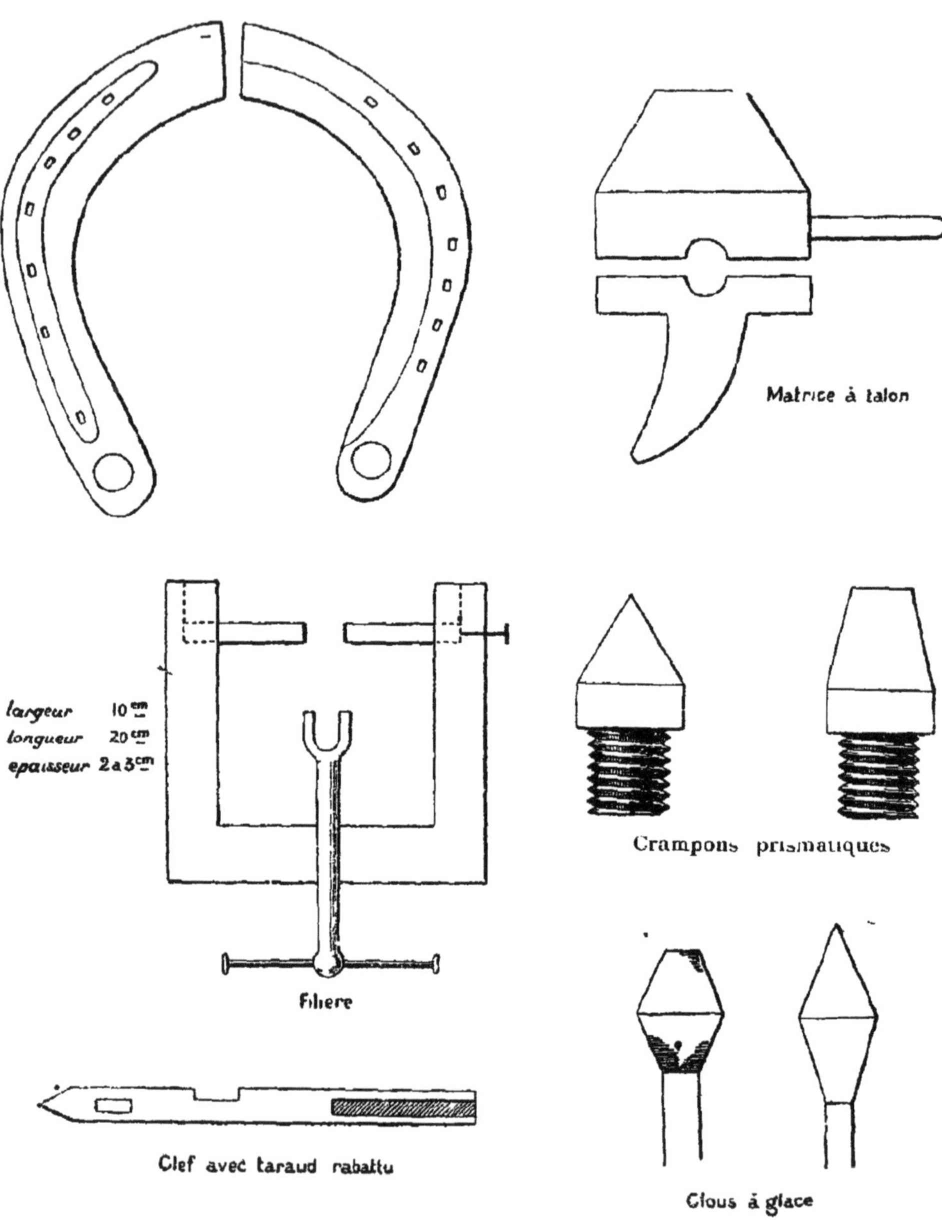

Matrice à talon

Crampons prismatiques

Filière

Clef avec taraud rabattu

Clous à glace

Le fer est partout d'égale épaisseur (9 à 14^{mm}). La couverture diminue progressivement, mais très faiblement de la pince aux éponges. Celles-ci sont arrondies.

Il existe onze pointures permettant de ferrer tous les chevaux des différentes armes. Trois numéros de clous suffisent pour ces onze pointures. Beaucoup de fers sont en acier et faits à la mécanique.

Ferrure d'hiver. — Les fers d'hiver et d'approvisionnement sont taraudés en éponges pour recevoir un crampon à vis à tête pyramidale. Des clous à longue tête tranchante sont brochés en pince.

En campagne, les maréchaux ont sous la main les instruments nécessaires pour faire les crampons et percer les mortaises.

Une pince à mors filetés permet également de retailler les crampons.

4° Ferrure japonaise.

La ferrure actuelle réglementaire a de nombreux points communs avec les ferrures française, allemande et anglaise.

La face inférieure du fer porte, comme la ferrure anglaise, l'ajusture de chasse sur tout le pourtour de la rive interne. Comme dans la ferrure allemande, les branches du fer sont creusées de rainures au

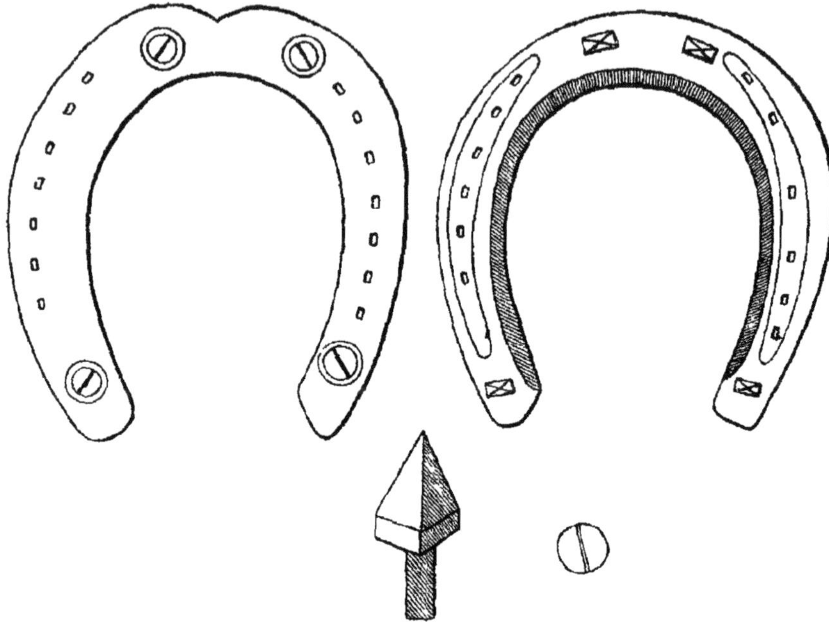

Ferrure actuelle

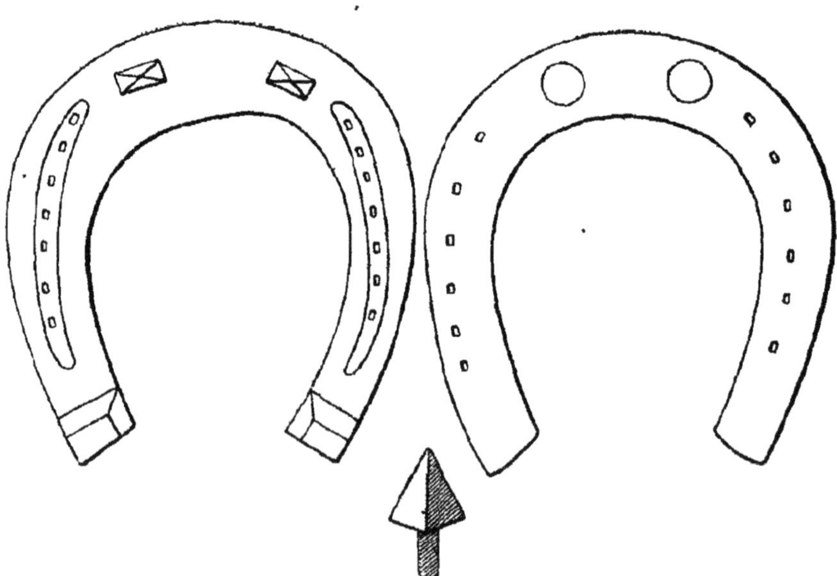

Ferrure employee pendant la guerre sino-japonaise

fond desquelles ont été percées 7 ou 8 étampures.

La face supérieure présente l'ajusture française.

Le fer est partout d'égale épaisseur, mais sa couverture va en diminuant de la pince aux éponges

Ferrure à glace. — Les Japonais ont, en Chine, deux ferrures à glace :

1° L'ancienne ferrure qui servit pendant la guerre sino-japonaise et dont on épuise l'approvisionnement.

Cette ferrure ne présente pas l'ajusture de chasse, mais l'ajusture française. Elle porte, en pince, deux crampons à vis pyramidaux rivés, et en éponges, deux crampons fixes obtenus en retournant les éponges du fer.

2° La ferrure réglementaire est pourvue de mortaises dans lesquelles se vissent des crampons pyramidaux à épaulement. Ces crampons sont vissés sur le fer avant que ce dernier soit appliqué sur le pied du cheval. La partie supérieure de la tige filetée est ensuite martelée de façon que le crampon soit légèrement rivé. Le sillon que l'on remarque à l'extrémité de la tige filetée sert à dévisser le crampon de la mortaise.

Maréchalerie. — 5 soldats maréchaux par escadron de cavalerie (150 chevaux); 3 par batterie (150 chevaux). Chaque régiment de cavalerie a deux caporaux maréchaux.

L'abonnement n'existe pas et les maréchaux ne sont pas payés. L'état fournit le fer, le charbon et les clous.

Dans chaque régiment il y a deux forges démontables avec soufflet chinois.

5° Ferrure anglaise.

Maréchalerie. — Un régiment de cavalerie à 4 escadrons (470 chevaux) possède :

1 maréchal major (staff-sergeant farrier major).

4 staff sergeant-farriers.

8 ouvriers maréchaux.

4 ouvriers apprentis.

Chaque batterie a un staff sergeant-farrier.

2 ouvriers maréchaux.

3 apprentis.

L'avancement a lieu de 3 ans en 3 ans, si le sujet est méritant. On dresse une liste d'ancienneté et on prend dans cette liste lors des vacances.

Le maréchal est en même temps ouvrier en fer dans son unité.

La ferrure est à l'abonnement en Chine comme aux Indes (1f,65 par ferrure et par mois). On allouera des indemnités après la campagne, car il a été reconnu que cette somme n'était pas suffisante en Chine.

En Angleterre. l'Etat fournit le charbon. le fer et les clous.

Les batteries possèdent un fourgon-forge attelé à 6 chevaux. Le foyer repose sur des pieds en fer qui se replient. Le soufflet est métallique. Le tout est mis dans la caisse d'arrière-train du fourgon. Cette caisse glisse sur des rails. La flèche d'arrière-train porte des trous pour adapter la bigorne. l'étau et l'affiloir. Le coffre d'avant-train contient des fers et les outils d'ouvrier en fer.

Ferrure. — La ferrure utilisée en Chine est la ferrure ordinaire dépourvue d'ajusture Les Anglais tendent en effet de plus en plus à supprimer l'ajusture anglaise. La face inférieure des fers de devant et de derrière porte l'ajusture de chasse.

La ferrure à glace que les Anglais emploient en Chine consiste uniquement en clous à tête tranchante qui sont appliqués lorsque cela est nécessaire.

En Angleterre. les animaux portent des crampons à vis à tête pyramidale, deux en pince, deux en éponges.

6e Ferrure américaine.

Ferrure d'été. Fers de devant. — Ils sont découverts, à épaisseur égale de la pince au milieu des branches. Cette épaisseur va en augmentant ensuite jusqu'aux éponges qui sont arrondies et biseautées. La couverture diminue de la pince aux talons.

La face supérieure du fer présente le pinçon, l'ajusture anglaise qui diminue de la pince à la partie postérieure des branches, les contre-perçures rectangulaires.

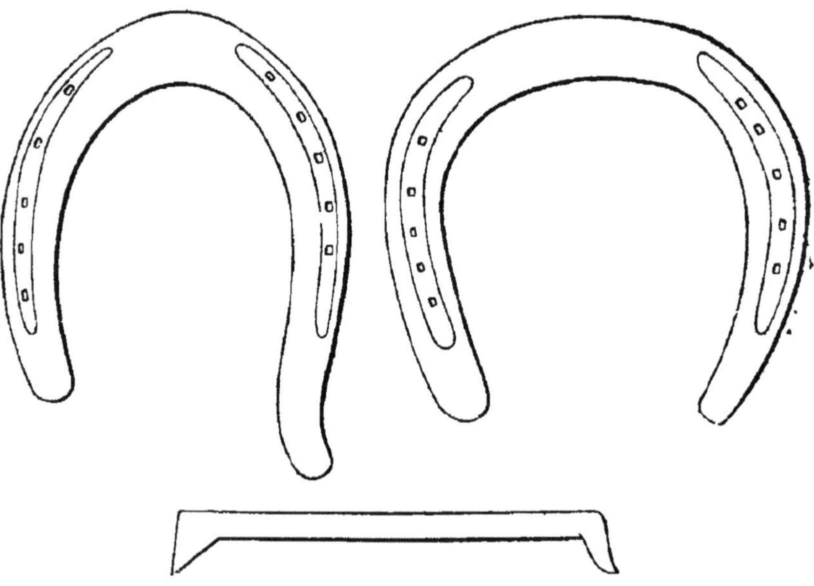

A la face inférieure, on remarque une rainure sur chaque branche, creusée le plus près possible de la rive externe du fer. Au fond de ces rainures, 4 étampures sur chaque branche.

Fers de derrière. — Très découverts et très larges. La couverture va en diminuant de la pince aux éponges. L'éponge externe est plus large que l'interne. Elle est retournée en dehors. Les éponges sont, comme dans le fer antérieur, plus épaisses que les autres parties du fer. Il n'existe aucune ajusture aux fers de derrière. Mêmes rainures qu'aux fers de devant.

Ferrure d'hiver. (*Fers de devant*). — Ils présentent les particularités suivantes :

Pas d'ajusture à la face supérieure du fer, mais ajusture de chasse à la face inférieure. Cette ajusture part de la courbe interne des rainures. En pince, existe une longue grappe triangulaire très tranchante qui est soudée à la face antérieure de la pince. Les éponges, qui sont plus épaisses que les autres parties du fer, sont recourbées de façon à former des crampons tranchants. La hauteur de ces crampons est plus grande que la hauteur de la grappe de pince.

Fers de derrière. — Aucune ajusture. La grappe de pince est plus épaisse et plus longue transversalement. Elle est aussi très tranchante. Mêmes crampons en éponges qu'aux fers antérieurs, toutefois l'éponge externe est déviée en dehors et sa longueur est plus grande que celle de l'interne.

Maréchalerie. — Le service de la maréchalerie est sous les ordres du vétérinaire, chef de service. Il est assuré par des ouvriers maréchaux pris dans les escadrons. L'État fournit toutes les matières nécessaires au ferrage des chevaux. Les maréchaux, comme nous l'avons déjà dit, touchent, en plus de leur solde, 10 dollars par mois. Il n'y a pas de gradés. Une forge est mise à la disposition de chaque escadron. Cette forge n'est pas démontable, mais elle se met facilement dans un fourgon.

7° Ferrure russe.

Les fers russes ressemblent, à peu de chose près, aux fers allemands. Les chevaux de trait ont, d'une façon continue, des fers munis de crampons et de grappes fixes. Les chevaux de cavalerie portent pendant l'été une ferrure dépourvue de crampons, et l'hiver on applique une ferrure mixte, soit des crampons à vis à tête en *forme d'obus, soit des crampons* à *vis à tête pyramidale*.

8° Ferrure italienne.

La ferrure des mulets italiens et des quelques chevaux d'officiers ressemblent à la nôtre ; les fers d'hiver ne comportent que des crampons fixes placés en éponges.

Denrées locales ayant servi à l'alimentation des troupes.

Les ressources alimentaires locales dont les unités étaient dépourvues, tout au début de la campagne, devinrent nombreuses et variées à partir du moment où les Chinois vinrent se placer sous la protection des troupes.

Les marchés s'approvisionnèrent rapidement en légumes, fruits, poissons, gibiers et oiseaux de basse-cour.

Légumes. — Les Chinois, qui excellent dans l'art de travailler la terre, cultivent beaucoup de légumes. Les ordinaires des unités ont pu trouver en abondance des choux, des patates, des poireaux, des haricots, des épinards, des petits pois, des navets, des tomates et de la chicorée.

Les pommes de terre, que les Chinois ne mangent pas parce qu'elles ont été importées par les Européens, se trouvent difficilement. Celles que l'on vendait sur le marché de Tien-Tsin venaient d'Amérique.

Fruits. — Ils sont très abondants. Les fruits du mois d'août sont les letchis, les kakis, les bananes. Puis viennent, aux mois de septembre et d'octobre, les raisins, les poires, les pommes, les prunes, les pêches, les melons, les mandarines et les oranges.

Pendant l'hiver on trouve des fruits secs, tels que noix, noisettes, châtaignes, arachides, kakis et letchis.

Poissons. — Le poisson existe en abondance et, contrairement à ce qui a été dit, il est excellent.

Les carpes, les brêmes, les tanches, les barbeaux, le goujon sont consommés journellement, et jusqu'ici aucun accident n'a été signalé. On trouve également à acheter des crevettes et des crabes.

Gibier. — Aux mois de septembre et d'octobre, les bécassines, les sarcelles et les canards foisonnent sur les marchés On y trouve également des oies sauvages et quelques bécasses.

Au mois de novembre, les lièvres font leur apparition et c'est par centaines qu'il faut compter ceux qui sont mis en vente journellement sur chaque marché. Ils sont d'ailleurs en bon état de chair et d'un prix modique 20 cens. (50 centimes).

Les Chinois présentent également des alouettes et autres petits oiseaux, quelquefois du chevreuil, assez souvent des perdrix et des faisans.

Animaux de basse-cour. — Les poulets, les canards et les pigeons sont très nombreux. On se procure également avec assez de facilité des oies et des dindes. Les lapins sont très rares.

Pigeons voyageurs — Les Chinois élèvent des quantités de pigeons et prennent un grand plaisir à regarder leurs ébats. Ils connaissent comme nous les pigeons voyageurs et ont imaginé un singulier moyen pour les garantir des oiseaux de proie qui pullulent en Chine, où personne ne s'occupe à les détruire, parce qu'ils font le service de la voirie. Ils attachent sur le dos du pigeon une sorte de flûte de Pan, construite avec l'écorce du bambou, aussi légère et aussi mince qu'une feuille de papier. L'air que l'oiseau déplace en volant s'engouffre dans cet instrument et produit un sifflet perpétuel assez aigu pour effrayer les milans et les faucons.

Nourriture du peuple chinois. — Ici nous voulons raconter un fait qui nous a surpris désagréablement.

Devant une boutique de rôtisseur à Pékin, nous avons vu un grand chien chinois qu'on sortait d'une marmite bouillante.

Après l'avoir étalé sur une planche, un Chinois, à l'aide d'un grand couteau, s'est mis à le râcler, comme on fait en Europe pour un porc. Le temps de détourner la tête et la besogne est faite. Plusieurs pratiques, des pauvres diables, attendent, une écuelle à la main, la fin de l'opération. Pouah !

nos estomacs ne supporteraient guère une pareille nourriture.

Il ne faudrait cependant pas croire que la chair du chien soit la nourriture habituelle des Chinois. qui se nourrissent surtout de riz; seulement, la Chine étant le pays du monde où la population est le plus dense, l'agriculture, malgré l'habileté des Chinois, ne peut faire rendre au sol une quantité de grains suffisant à l'alimentation de cette fourmillière, et les classes pauvres, affamées, ne mangeant jamais leur comptant, en sont réduites à essayer toutes sortes de nourriture, même la plus repoussante. C'est ainsi qu'on mange du chien et même les cadavres des chevaux et des bœufs, que nous enterrions, abattus pour morve ou morts de peste bovine et que les Chinois s'empressaient de déterrer pendant la nuit.

Le peuple, en dehors du riz, mange en galette une espèce de farine de haricots qu'on appelle le *tou-fou*.

Le lait, le beurre, le fromage sont choses inconnues en Chine.

Comme boisson, les Chinois ne prennent que du thé léger et toujours chaud.

Observations.

1° Il est à souhaiter qu'à l'avenir, dans les expéditions lointaines, le nombre de chevaux de France et d'Algérie, envoyés pour monter les officiers, soit plus considérable. Les chevaux barbes, qui ont montré de si grandes qualités en Chine, auraient en outre remonté très honorablement beaucoup d'officiers s'ils avaient été envoyés en plus grand nombre.

2° Les vétérinaires militaires désignés pour une campagne lointaine s'embarquent la plupart du temps sans médicaments ni instruments. Des réserves de cantines vétérinaires garnies et complètes devraient exister dans les ports, et une de ces cantines devrait être donnée en charge à chaque vétérinaire partant isolément. Placé à son arrivée dans une unité quelconque, ou bien chargé d'un service spécial, le vétérinaire serait certain de pouvoir de suite organiser une infirmerie et donner des soins aux malades.

Des sacoches ou des sacs d'ambulance dans le genre de ceux qui ont été mis en essai dans certains régiments de cavalerie et d'artillerie seraient également très utiles en campagne.

3° La nomenclature des médicaments contenus dans les cantines vétérinaires devrait être complétée par l'addition d'une trousse d'alcaloïdes, d'une seringue à injections hypodermiques, d'un flacon de malléine ou plutôt d'ampoules en verre contenant chacune une dose de malléine, et d'un thermomètre médical.

4° Des vétérinaires, chargés dans les ports d'embarquement de suivre et de surveiller l'installation des bateaux destinés à des transports d'animaux, seraient nécessaires. Ces installations laissent toujours à désirer et le vétérinaire qui arrive au moment de l'embarquement n'a qu'à constater.

5° En campagne, surtout aux Colonies, il y a intérêt à donner une forge à chaque unité isolée. Les deux escadrons de chasseurs qui sont en Chine n'ont qu'une forge qui est à Yang-Tsoum. L'escadron de Pao-Ting-Fou éprouve de ce fait, surtout lorsqu'il est en colonne, de grandes difficultés pour mettre sa ferrure en état.

6° Les batteries d'artillerie coloniale de montagne devraient être pourvues de la forge réglementaire, nouveau modèle, à soufflet métallique. Ces forges rendent, en France, de très grands services aux batteries alpines. Elles en rendraient encore de plus grands à l'artillerie coloniale qui est appelée fréquemment à faire colonne dans des pays où tout le matériel, exposé à des causes nombreuses de détérioration, doit être plus solide et surtout plus pratique.

7° Les chevaux annamites et coréens ont failli communiquer la morve à tous les mulets et les chevaux du corps expéditionnaire parce que ces animaux ont été achetés à la hâte et n'avaient été soumis à aucun examen.

Il est à souhaiter qu'à l'avenir les chevaux achetés soient isolés et soumis à l'épreuve de la malléine.

Il paraît également assez logique qu'un vétérinaire assiste à ces achats.

8° Utiliser les ressources locales telles que luzerne, foin du pays, sorgho, maïs etc., de préférence à certaines denrées similaires de provenance plus ou moins éloignée, dont le prix de revient augmente la valeur de la ration sans l'ameliorer.

9° Alléger le bât, rectifier sa forme générale, en prenant pour modèle le bât anglais, de manière à diminuer le grand nombre de blessures qu'il provoque. Supprimer également les œillères du bridon.

10° Comprendre dans la constitution des approvisionnements de mobilisation une certaine proportion de crampons à tête pyramidale, afin d'employer, le cas échéant, une ferrure à glace à crampons fixes pour mieux assurer la fixité du cheval ou du mulet, sur tous les terrains.

CONCLUSION

Au moment de quitter la terre des Célestes, les représentants des puissances étrangères discutaient l'acte final des indemnités à fournir par la Chine aux nations lésées par les troubles. Les Chinois, malgré leur mauvaise foi légendaire, acquitteront, nous l'espérons, la nouvelle indemnité quelque lourde qu'elle soit pour leur pays. Dans tous les cas, la Chine sera obligée de nous ouvrir ses portes et de laisser notre commerce prendre l'essor qu'il doit avoir dans le Céleste-Empire.

Laissons maintenant aux Chinois le temps de se remettre au travail, de rétablir les finances de leur pays pour en tirer des avantages commerciaux et les indemnités que nous leur demandons.

Bien que le mouvement boxer ne soit pas encore terminé, souhaitons qu'avec la prévoyance de l'Europe, nous n'ayons plus à partir en guerre contre la Chine, car il est à craindre que les Japonais ne deviennent les éducateurs des Chinois.

Un dernier mot pour finir :

L'armée française en Chine, sous la haute et habile direction du général Voyron, a fait preuve de zèle et d'énergie pendant toute la durée de l'expédition. Ce n'est pas seulement le respect qu'elle a conquis par son attitude digne, sans être provocatrice, c'est l'admiration, — non pas une admiration platonique et banale — mais bien cette admiration éclatante comme la lumière, qui lui a été témoignée par les officiers et soldats des armées alliées.

Les généraux russes et allemands en particulier n'ont pas dissimulé l'impression très vive que leur avaient causée l'intelligence, l'entrain, l'endurance de nos troupes, la précision du commandement, la fermeté de la discipline, la bienveillance des chefs, et cette véritable fraternité militaire qui unissait officiers et soldats.

Au lieu d'être des pillards, nos soldats en Extrême-Orient ont continué à accroître nos glorieuses traditions, et il n'en pouvait être autrement puisque sous les plis du drapeau, non seulement leurs cœurs s'élevaient, mais encore ils respiraient à pleins poumons cet air pur et vivifiant qui fortifie le corps et grandit l'âme.

Notre tâche à nous, comme vétérinaire, est terminée et c'est avec la plus douce émotion que nous apercevons en rade de Takou le pavillon français sur le bateau qui doit nous rapatrier. Plusieurs tours d'hélice, et nous verrons bientôt la France, notre chère Patrie bien-aimée.

ERRATUM

—

Page 131. — Le récit du raid Tien-Tsin-Pékin est extrait de la *France Militaire* du 23 avril 1903.

Page 160. — Lire *Kansas* au lieu de Kausas.

Page 174. — Le procédé de distillation de l'eau par le permanganate de potasse est le Procédé de M. Lapeyrère, pharmacien de la Marine.

TABLE DES MATIÈRES

I

LE DEPART POUR LA CHINE

II

ORGANISATION DU SERVICE VÉTERINAIRE AU DÉBUT DE L'EXPÉDITION

ETAT SANITAIRE DES ANIMAUX DU CORPS EXPEDITIONNAIRE PENDANT LA TRAVERSÉE

RAPPORT D'ENSEMBLE SUR LA SITUATION DU SERVICE VÉTÉRINAIRE

1° *Personnel*

2° *Matériel*

III

RENSEIGNEMENTS DIVERS

A. — CHEVAUX ET MULETS VENANT DE FRANCE, DE L'INDO-CHINE, D'AUTRES PAYS (AUSTRALIE, CORÉE) ; ANIMAUX TROUVÉS SUR PLACE. — VALEUR COMPORATIVE SUIVANT LA PROVENANCE ET LE SERVICE AUQUEL SONT EMPLOYÉS LES ANIMAUX (SEL, BAT, TRAIT).

Chevaux

IV

ORGANISATION DU SERVICE VÉTÉRINAIRE DANS LES ARMÉES ÉTRANGÈRES FERRURES

Vannes. — Imp. LAFOLYE Frères, 2, Place des Lices.

www.ingramcontent.com/pod-product-compliance
Ingram Content Group UK Ltd.
Pitfield, Milton Keynes, MK11 3LW, UK
UKHW012021240726
13965UKWH00002B/492